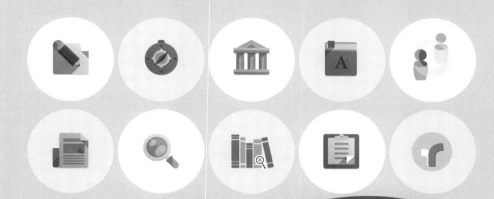

よくわかる 看護学生のための 大学での学び方

第2版

監修
前原澄子　遠藤俊子

編集
梶谷佳子　京都橘大学教授
河原宣子　京都橘大学教授
堀　妙子　京都橘大学教授

金芳堂

執筆者一覧

監修	前原澄子	（京都橘大学名誉教授）
	遠藤俊子	（京都橘大学名誉教授、関西国際大学教授）
編集	梶谷佳子	（京都橘大学看護学部教授）
	河原宣子	（京都橘大学看護学部教授）
	堀　妙子	（京都橘大学看護学部教授）
執筆	伊藤弘子	（京都橘大学看護学部講師）
	岡田純子	（京都橘大学看護学部准教授）
	奥野信行	（京都橘大学看護学部准教授）
	上澤悦子	（京都橘大学看護学部教授）
	工藤里香	（富山県立大学准教授）
	高田早苗	（日本赤十字看護大学名誉教授、名誉学長）
	常田裕子	（京都橘大学看護学部准教授）
	中橋苗代	（京都橘大学看護学部准教授）
	西野毅朗	（京都橘大学教育開発支援センター講師）
	野島敬祐	（京都橘大学看護学部准教授）
	松下幸治	（京都橘大学健康科学部教授）
	松本賢哉	（京都橘大学看護学部教授）
	マルティネス真喜子	（京都橘大学看護学部准教授）
	深山つかさ	（元京都橘大学看護学部講師）
	餅田敬司	（京都橘大学看護学部准教授）

推薦のことば

　現代の看護教育を語る時に社会の変化と共に無視できないのが，教養教育が縮小され，早期から専門教育が導入された時間割編成上の変化である。それらの変化により初年次から2・3年次学生が抱える学習上の悩みは少しずつ変わってきている。

　初年次学生は初めて専門科目に出会い，メモをとれない，質問できない，教本を読めない，勉強方法が分からない等で，結局授業が分からないことに直面しつまずいている。一方学生のつまずきは，教員にとってあまりにも些細なことなので，逆に学生の悩みを全く理解できないでいる。

　理想はともかく，実際的に考えると，学生が専門科目を学習しキャリア開発に挑戦して行くためには，まず「主体的な学習ができる基礎能力を身につける」ことがスタートであり，それが鍵となってくる。ところが現実には，そのような基礎能力を身につけられる教本や教育環境は極めて少なく，学生や教員はそれぞれの立場で悩みながら模索している状況である。

　それらの悩みを一挙に解決に導くのが本書である。本書は「基礎能力を身につける」に真正面から取り組み，すぐに活用できるように実際的に解説した画期的な教本である。

　本書は「基礎能力を身につける」ことを実現するために，①学習の基礎技術「スタディ・スキル」，②学生行動の基礎的なこと「スチューデント・スキル」，③キャリア形成「看護キャリア・デザイン」と3つに分類して，教育内容と教授学習方法を直ちに使えるよう実際的に示している。

　例えば，「スタディ・スキル」では，メモのとり方，文章の読み方・まとめ方から始まり，仲間と学ぶ技術，プレゼンテーション，ディスカッションの技術等を提示。「スチューデント・スキル」では，専門書で扱うような対人関係スキル，ストレス対処スキルを学生が楽しみながら活用できるよう実際的に提示。「看護キャリア・デザイン」では，専門書でも難しいポートフォリオの作成を学生が気楽に楽しみながら展開できるように提示する等，難しいことを易しく伝えるに徹した展開がなされている。

　本書は様々に活用できる。たとえば，①初年次学生にはスタディ・スキルは基本図書となり，専門科目が進む1～4年次学生にはスチューデント・スキル，看護キャリア・デザインが必須図書となる。②教員にとって，間違いなく本書は目から鱗であり，教育上の発想の転換を迫られること請け合いである。必ず教育内容や教育方法の

改善につながる。③本書の内容は，看護教育の中で重要な「基本科目」となる。

　以上，本書の特色ある内容を十分活用して，多くの学生及び教員が楽しい学びを実現することを願い，本書を強く推薦する。

元京都橘大学教授
元公立大学法人宮城大学教授
　　髙橋みや子

はじめに（第2版）

　皆さんは，いま希望の大学に入学し，これからの大学での学びや生活への期待とともに，大学ではどのような勉強をするのだろうか，どのような勉強の仕方があるのだろうか，自分の将来に役立つだろうか，学修についていけるだろうかといった心配があることでしょう。

　大学での学びは，かなり高校までの学び方と違います。一言でいうと，一定の知識を獲得するだけではなく，自分自身の未来に向けてキャリアを積んでいく，学び方の基礎を身につけることが大学入学時に非常に重要になってきます。

　そのために，多くの大学では「初年次教育」が普及しています。大学とは，あなたの未来に向けて，自ら学び方を学び，新しい知見を吸収し，疑問をもち，自分の力でその事象を解き明かし，書き，話し，発表する。そして他者からの批判を受け入れ，自分の考え方を磨いていくプロセスです。このような学び方のエッセンスが本書に詰まっています。特に，看護学を志向して入学してきた皆さんにフォーカスをあてて，看護学を専門にしている教員を中心に書かれていることも特徴です。

　1章は，スタディ・スキルとして大学生にとっての必須なアイテム，授業ノートのとり方，図書館の使い方，情報の収集力，文章の読み方，レポートの書き方，プレゼンテーションや討議の方法などです。2章はスチューデント・スキルとして，対人関係やストレス対処のスキル，倫理的感受性など生きることに対しての自己調整力をあげます。そして3章は，学生時代からの看護キャリアを磨くための実習や様々な体験をポートフォリオとして蓄積し，自分自身の未来を描くように構成されています。

　初版から5年を経て，学習方法も反転学習が当たり前のようになり，ITの普及は我々の学習を格段に手助けしています。しかし，一方で個人情報や知的財産権の保護に関してのマナーや倫理観が要求されます。時代の要請に応え，学びをより平易な言葉で伝える工夫をした本書はあなたの学修を手助けしてくれると思います。最後に，より精錬された第2版の制作にあたって，きめ細やかな配慮をいただいた金芳堂の村上裕子様に感謝申し上げます。

2018年秋

監修者ら

はじめに

　皆さんはいま希望の大学に入学し，これからの生活への期待や希望とともに，不安も少なからず抱いているのではないでしょうか。その不安の中には，大学ではどのような勉強をするのだろう，どのような勉強の仕方があるのだろうというものもあることと思います。

　最近，「初年次教育」ということが取り上げられるようになってきました。それは，大学への進学率が上がり，入学者の中で大学での勉強の仕方がわからなくて，折角の学習の機会を無駄にしてしまう学生も少なからず見られるからです。

　大学で学ぶことは，高等学校での学び方と大きく変わります。早くその違いを理解し，有益な大学生活を送っていただきたいと思い，そのお手伝いをするために，本書を刊行しました。

　高等学校と大きく違うのは，大学では自ら学びの方法を見いだし，自ら新しい知見を発見し，自分の力でそれを書き，述べ，発表することが求められる，一言で言えば自主性が求められるということです。

　その基礎は高等学校で学んできたはずです。そしてその基礎を大学で膨らませ応用する力があると認められて，入学の許可を得たはずです。

　でもなかなかその方法をつかみ得なくて，十分に力を発揮できず困ってしまうことがあるかもしれません。そのようなときに本書がお手伝いをします。常に座右において困ったときに開いてください。学生の困難を知っている教員が本書を書きました。十分にお手伝いできることと思います。

　そして何より本書の特徴は，看護学を学ぶ学生達に向けて書かれているということです。どのような学問でも，大学で学ぶときにはアカデミックスキルが必要とされますが，看護学教育ではその学び方に特徴があり，将来看護職として社会に出たときには身につけていていただきたいスキルで，学生中に学んでおいてもらいたいものもあります。

　皆さんが優秀な看護職として育ってほしいという想いを込めて，看護学を教育・研究している教員が執筆しました。初年次より，有効な学習方法を知り，立派な看護職に育ってください。皆さんを応援してくださっている方々へのご恩返しのためにも。

　また，初年次教育を担当しておられる先生方もご一読頂き，忌憚のないご意見により，本書を育てていただけたら幸甚です。

　最後に，なかなか原稿が進まなかった私たちを，励まし，後押しくださった金芳堂の黒澤氏へ御礼申し上げます。

　2014年4月　入学を祝って

監修者ら

目次

大学で学ぶということ　1
河原宣子
- A 自分は大学で何を得るか　1
- B 地球人として生きる−教養と文化　6

第1編 スタディ・スキル

1 ノートのとり方　10
堀 妙子／伊藤弘子
- A ノートをとる目的　10
- B ノートをとる前の準備　13
- C 授業中のノートのとり方　15
- D 授業後のノートの整理　19

2 情報リテラシー　20
松本賢哉
- A コンピューターリテラシー　20
- B インターネットと社会の関係, 情報発信の仕方とそのルール　22
- C 実際に起きたトラブル事例　25

3 図書館の使い方・必要な資料の探し方　26
野島敬祐
- A 図書館を利用する　26
- B 文献検索の基礎知識を得る　28
- C 必要な文献を入手する　33
- D 集めた文献を管理する　34

4 文章の読み方・まとめ方　36
マルティネス真喜子
- A 文章の読み方　36
- B 本の選び方　39
- C 本の読みすすめ方　41
- D 文章のまとめ方　45

5 プレゼンテーション・スキル　48
野島敬祐
- A プレゼンテーション　48
- B 基本的なスキル　50
- C 効果的に「伝えるスキル」　53
- D 効果的に「見せるスキル」　55

6 レポートの書き方　59
工藤里香
- A レポートとは　59
- B テーマ設定と構成　61
- C レポートの作成　65
- D 日本語のルール　68
- E 引用文献・参考文献　70

7 仲間と学ぶスキル　73
西野毅朗
- A 仲間と学ぶ意義　73
- B 協同学習とは　76
- C 授業中に仲間と学ぶ　77
- D 授業外で仲間と学ぶ　80

8 ディスカッション・スキル　83
常田裕子
- A ディスカッション・スキル　83
- B ディスカッションの流れ　85
- C ディスカッションで大切なこと【準備編】　87
- D ディスカッションで大切なこと【実践編】　89

9 演習・実習で必要なスキル　94
- A 演習・実習に臨む姿勢や態度（中橋苗代）　94
- B 演習・実習に必要な基本的スキル（中橋苗代）　98
- C 演習・実習の記録の書き方（深山つかさ）　101

第2編 スチューデント・スキル

1 対人関係スキル　108
奥野信行
- A 対人関係スキル　108
- B 伝えるチカラ　112
- C 聴くチカラ　116
- D 関わりのチカラ　119

2 ストレス対処スキル　124
松下幸治
- A 適正（自己愛・強迫の問題）　124

B　適正（発達・愛着の問題） 128
　C　ストレスマネジメント 130
　D　レジリエンス 134
　E　スーパーバイズ 137

3　効果的な学び方　140
岡田純子
　A　学びとはなにか（梶谷佳子） 140
　B　効果的な学習をするために 142
　C　評価とは 146
　D　評価表の活用 149

4　日々の健康管理　154
中橋苗代
　A　健康管理の必要性 154
　B　健康管理の方法 156

5　看護と倫理的感受性　159
高田早苗
　A　私たちの日々の生活と倫理 159
　B　倫理学 162
　C　人間の行動に関する理論を用いるに際して ... 164
　D　社会的な仕組みで提供される医療・看護 ... 166
　E　めざす看護師像を見出す 168

第3編　看護キャリア・デザイン

1　看護キャリアとキャリア・デザイン　170
梶谷佳子
　A　ワーク・ライフ・バランス 170
　B　キャリア転換・仕事もプライベートも自分の
　　　人生 173
　C　看護キャリアをデザインする社会的責任 ... 175
　D　キャリア・カウンセリング 177
　E　看護職の教育の実態と看護職の活躍の場 ... 178
　F　スペシャリストの養成 179

2　ポートフォリオの作成　183
梶谷佳子
　A　ポートフォリオとは何か 183
　B　パーソナルポートフォリオ 186
　C　ポートフォリオの活用（実習） 188
　D　ポートフォリオの活用（講義・演習） ... 191
　E　ポートフォリオの活用（テーマ学習） ... 193

3　看護の醍醐味1　197
上澤悦子
　A　看護はartだから面白い 197
　B　看護モデルと理論の歴史 198
　C　看護理論を利用したケース 200
　D　「わたしの看護」を拡大できる看護管理 ... 203
　E　大学を卒業してからも学び続ける意味 ... 205

4　看護の醍醐味2　207
餅田敬司
　A　拡がる看護活動の場～看護革命を胸に ... 207
　B　看護と起業～相手の関心事に目を向けよ ... 210
　C　変わらないもの～機能と役割―不易の看護 ... 212

看護の未来を創る　219
前原澄子
　A　想像することの必要性 219
　B　創造力を磨く 220

（本文イラスト　野島敬祐）

入学時の自分自身を象徴する写真を下の枠内に貼ってみよう。

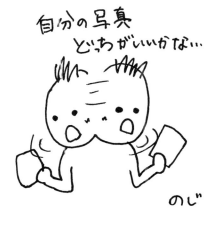

自己紹介のつもりで，上の写真の説明しよう。

大学で学ぶということ

　大学は，知識を求める者が集まり，お互いの知を分かち合いながら研鑽していく場所です。「勉強しなければならないから勉強した」高校までとは，学びに向き合う姿勢が異なります。読者の皆さんは，「看護学」という学問を中心として学びますが，大学では，多様な人々と交流しながら学際的な学びをも深めていくことが可能です。ワクワクしますね。

A 自分は大学で何を得るか

1 大学って何？

　「開く」「破る」「超える」「限界を知る」……これらは，「大学とは何か」を説明している多くの書物に共通して出てくる言葉です。これらの言葉に込められている意味を読み解いていくと「創造」という二文字が出てきます。「創造」とは，「新たに造ること。新しいものを造りはじめること」（広辞苑，2018）と辞書に書かれています。そして創造する力を「創造性（知っていることや見聞きしたことを再構成し，独自の概念やアイデアを生み出す能力」（Carter著，養老孟司監訳，2012）と言います。「創造性」を含む「思考」は脳のはたらきに依拠しており，「創造性」は人間特有の能力であると言われています。この「創造性」を高め伸ばしていくことが「知の創造」の発信地であり宝庫でもある大学では求められます。そのためには，学問に真摯に向き合い，主体的に学ぶ姿勢が基盤となります。常に知的好奇心を持ち，自分の脳に刺激を与える学びが重要なのです。

　しかし，大学に入学したから誰でも「創造性」が身に付くかというとそうではありません。大学で学んでいなくても「創造性」を発揮して活躍している人は，この世界に数多く存在します。では，一体，大学って何なのでしょう？

　大学の起源は，古代インド，中国，エジプトでの大学創設，プラトンが設立したアカデメイアなど，紀元前に遡ると言われています。大学は，過去から現在に至るまで，人々の「学び」への欲求に支えられてきました。そして，現代社会に続く文明の発達をもたらしました。このような大学の歴史的変遷について皆さんもぜひ調べてみてください。

　さて，大学の特質は，差別も偏見もなく，そして利益のみを目的としたものではない，純粋に学問を追究する姿勢にあります。異なる学説や対立する学説を持つ教員が自らの考えを自由に唱えられ，学生は

大学とは何か

日本における大学の定義は，学校教育法に定められています。大学の目的は，「第52条　大学は，学術の中心として，広く知識を授けるとともに，深く専門の学芸を教授研究し，知的，道徳的及び応用的能力を展開させることを目的とする。」であります。

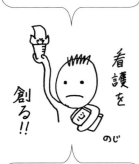

「学問の自由」とは勝手気ままに学生生活を送ることではありませんので，勘違いをしないでくださいね。

本書は皆さんの「創造性」を醸成するために必要な学び方を綴ったものです。最終章の「看護の未来を創る」を，ぜひ参考にしてください。

それらを自由に聴講し議論できる「学問の自由」が保障されている環境があります。知を追究する者たちが自由に討論しながら真理を問うことのできる場所。大学は蓄積された知識の限界を示し，そのかなたの未知の領域の研究方法を開発するところです（内海滉，1989）。だからこそ，「創造性」を高めることが可能となるのです。そして，これこそ，大学で看護学を学ぶ意義につながります。

看護は，いかなる時にも，どのような場所でも，人々の苦悩や痛み，そして喜びによりそい，その一瞬一瞬に，感性と叡智を織り交ぜながら創り出す技の集大成です。したがって，看護実践の基盤となる看護学には，深い洞察力としなやかな心で創造された知と技（わざ）が蓄えられています。そして，時代や社会の変化と共に，進化／深化しています。将来，どのように社会や人々の生活が変化を遂げても，それによりそうように看護の技も変化していくよう「創造」することが大切です。

その過程の中で，忘れてはいけないことがあります。

人類が積み重ねてきた崇高なる人間性を学ぶことこそ大学で学ぶ意義です。そして，学問はこの世界の幸せを追究するものです。どれだけ時代や社会が変化しても看護学は人類の幸せのために存在するべきです。真摯な姿勢で日々の学びに向き合ってほしいと願います。

では，次に皆さんが在籍している大学について調べてみましょう。皆さんの大学は誰によってどういう目的で創設されたのでしょう。

✅ 調べてみよう。私の大学

2　3つのポリシー

　ご自身の大学について調べていて気が付いたと思います。現在，日本の大学には3つのポリシーというものが存在しています。2016年3月31日に文部科学省 中央教育審議会 大学分科会大学教育部会より，「「卒業認定・学位授与の方針」（ディプロマ・ポリシー），「教育課程編成・実施の方針」（カリキュラム・ポリシー）及び「入学者受入れの方針」（アドミッション・ポリシー）の策定及び運用に関するガイドライン」が発表されました。次代を担う人材を育成するために，それぞれの大学の教育理念に基づく充実した教育活動を展開することがより一層求められた結果によるものです。それぞれの内容は，このガイドラインにおいては，次のように整理されています。自分の大学の「卒業認定・学位授与の方針」ディプロマ・ポリシー（以下，DP），「教育課程編成・実施の方針」カリキュラム・ポリシー（以下，CP），「入学者受入れの方針」アドミッション・ポリシー（以下，AP）を調べながら，内容を理解してください。

1) DPは，「各大学，学部・学科等の教育理念に基づき，どのような力を身に付けた者に卒業を認定し，学位を授与するのかを定める基本的な方針であり，学生の学修成果の目標ともなるもの。」です。

✅ **わたしの所属する学部・学科のDP**

```
┌─────────────────────────────────────┐
│                                     │
│                                     │
│                                     │
│                                     │
│                                     │
└─────────────────────────────────────┘
```

2) CPは，「DPの達成のために，どのような教育課程を編成し，どのような教育内容・方法を実施し，学修成果をどのように評価するのかを定める基本的な方針。」です。

中央教育審議会（中教審）

中央省庁等改革の一環として，従来の中央教育審議会を母体としつつ，生涯学習審議会，理科教育及び産業教育審議会，教育課程審議会，教育職員養成審議会，大学審議会，保健体育審議会の機能を整理・統合して，平成13年1月6日付けで文部科学省に設置されました。文部科学大臣の諮問に応じて教育の振興及び生涯学習の推進を中核とした豊かな人間性を備えた創造的な人材の育成に関する重要事項を調査審議し，文部科学大臣に意見を述べることなどが主な所掌事務になっています。詳細は文部科学省のホームページを参照してください。http://www.mext.go.jp/b_menu/shingi/chukyo/chukyo0/gaiyou/010201.htm

✓ **わたしの所属する学部・学科のCP**

学力の3要素
①知識・技能，②思考力・判断力・表現力等の能力，③主体性を持って多様な人々と協働して学ぶ態度。

3) AP は，「各大学，学部・学科等の教育理念，DP，CP に基づく教育内容等を踏まえ，どのように入学者を受け入れるかを定める基本的な方針であり，受け入れる学生に求める学習成果（「学力の3要素」についてどのような成果を求めるか）を示すもの。」です。

✓ **わたしの所属する学部・学科のAP**

3 看護学士課程での学び―卒業時到達目標

さて，以上のような3つのポリシーを基盤として，大学で看護学を学んだ学生には，卒業時にどのような力を社会は期待しているのでしょうか。

わが国では 2004 年 3 月，「看護実践能力育成の充実に向けた大学卒業時の到達目標（看護学教育の在り方に関する検討会報告）」において，①保健師・助産師・看護師に共通した看護学の基礎を教授する課程である，②看護生涯学習の出発点となる基礎学力を培う課程である，③創造的に開発しながら行う看護実践を学ぶ課程である，④人間関係形成過程を伴う体験学習が中核となる課程である，⑤教養教育が基盤に

位置づけられた課程である，という5つの看護学士課程の特質が示されました。

さらに，2011年3月11日には「大学における看護系人材養成の在り方に関する検討会最終報告」の中で，「専門職として能力開発に努め，長い職業生活においてもあらゆる場で，あらゆる健康レベルの利用者のニーズに対応し，保健，医療，福祉等に貢献していくことのできる応用力のある国際性豊かな人材養成を目指し」という文言が述べられ，看護実践を構成する5つの能力群と，それぞれの群を構成する20の看護実践能力，そして，それぞれの実践能力の定義と卒業時到達目標，それに必要な教育内容と期待される学習成果が示されました。

そして，2017年10月に，「看護学教育モデル・コア・カリキュラム～『学士課程においてコアとなる看護実践能力』の修得を目指した学修目標～」が「大学における看護系人材養成の在り方に関する検討会」により提出され，看護系人材として求められる基本的な資質・能力として，①プロフェッショナリズム，②看護学の知識と看護実践，③根拠に基づいた課題対応能力，④コミュニケーション能力，⑤保健・医療・福祉における協働，⑥ケアの質と安全の管理，⑦社会から求められる看護の役割の拡大，⑧科学的探究，⑨生涯にわたって研鑽し続ける姿勢が示されました。

このように，看護学士課程において学び，獲得すべき内容については，時代や社会の要請を踏まえて，かなり体系化されてきました。それだけ，看護学を学び，将来，看護専門職として活躍する皆さんへの期待が高いことがわかります。

なお，看護学士課程においては，専門職業人養成という目標があります。したがって，保健師，助産師，看護師の免許を得るために必要な国家試験受験資格を得るための基準をその学びの中で満たす必要があります。現在では，「保健師助産師看護師学校養成所指定規則」という文部科学大臣と厚生労働大臣の共同省令によって定められた指定基準を満たすことによって，卒業者に国家試験受験資格が与えられています。もう一度，皆さんの在籍する大学では，これらの内容を踏まえて，どのようなカリキュラムになっているのか，自分自身は何を学んでいくのか，を確認してみてください。

看護学士課程
具体的な内容は，文部科学省HPで確認できます。
http://www.mext.go.jp/b_menu/shingi/chousa/koutou/018-15/toushin/04032601.htm

「大学における看護系人材養成の在り方に関する検討会最終報告」
報告書の内容は，文部科学省HPで確認できます。
http://www.mext.go.jp/b_menu/shingi/chousa/koutou/40/toushin/__icsFiles/afieldfile/2011/03/11/1302921_1_1.pdf

「看護学教育モデル・コア・カリキュラム～『学士課程においてコアとなる看護実践能力』の修得を目指した学修目標～」
具体的な内容は文部科学省HPで確認できます。
http://www.mext.go.jp/b_menu/shingi/chousa/koutou/078/gaiyou/1397885.htm, http://www.mext.go.jp/b_menu/shingi/chousa/koutou/078/gaiyou/__icsFiles/afieldfile/2017/10/31/1397885_1.pdf

---

文献

・Rita Carter 他，監訳養老孟司：The Brain Book ブレインブック みえる脳，南江堂，168頁，2012．
・内海　滉：大学でなければできない教育とは何か―総合大学としての取り組みの中から―，看護展望．14；1089-1093, 1989．

B 地球人として生きる―教養と文化

幸福とは何か？　不幸とは何か？　を考えたことはありますか？今は亡き恩師は次のように述べていました。「幸福とは進歩と発展。自由な意志により自己を拡張させること。不幸とは精神の死，自由の阻害」だと。この言葉から「自己とは何か？　精神とは何か？　自我とは何か？」に向き合う姿勢について考えさせられました。大学での学生生活は，まさに自我をみつめるべき時期。皆さんにとって，とても大切な人生の一コマなのです。

1 教養って何だ？―知的好奇心を持ち続けよう

ずっと以前に新聞の4コマ漫画で，受験生が「サイン（sin）コサイン（cos）何になる！」と嘆いて数学の本を見ているのを読んだことがあります。自分自身の今の生活に直接役に立つとは思えない事柄を無理やり学習させられている，という意識が受験生のセリフに反映されています。しかし，実際にはsinもcosも結構日常生活で役立つ考え方なのですが…。

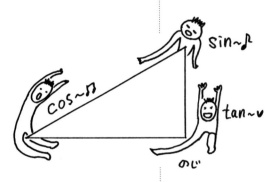

このように，看護学生においても，「看護に直接関係ない科目を勉強するのはムダ！」と言わんばかりに，教養科目として配置されている授業では手を抜くという大変悲しい状況があります。けれども，よく考えてみてください。この世に無駄なものは何一つ存在しないのです。アルバート・アインシュタインは「学校で学んだことをすべて忘れた後に残るものが教養」という名言を残しました。この世に誕生してからこれまでのさまざまな体験や学習の過程で皆さんの脳に刻み込まれ，浸透したものが，今のあなた自身を作り上げています。この先の未来も同様です。多様な学びや経験があなた自身を磨いていくのです。常に知的好奇心を抱いて生活し，いろんなことに挑戦してください。

「教養」を辞書で調べると，「学問・芸術などにより人間性・知性を磨き高めること。また，そのことによって得られる知識や心の豊かさ。その基礎となる文化的内容・知識・振る舞い方などは時代や民族に応じて異なる。」（広辞苑，2018）とあります。前章で「大学で学ぶ意義は，人類が積み重ねてきた崇高なる人間性を学ぶこと」と述べました。まさに大学での学びは「教養」そのものなのです。皆さんは，本当に贅沢な学びのできる環境に存在しているのです。

教養科目
大学における教養教育の定義は多様です。「一般教育」「リベラルアーツ」「共通教育」「基礎教育」等いろいろな用語が用いられています。科目名も「一般科目」や「教養科目」等様々です。

アルバート・アインシュタイン
20世紀の天才科学者。相対性理論は有名。

2 「文化」を学び，尊重する―思いやりとやさしさ

　司馬遼太郎は「21世紀に生きる君たちへ」（司馬遼太郎，1999）という書籍において，次のように語っています。次の文章はこの書籍からの抜粋です。「……人は国家と世界という社会をつくり，たがいに助け合いながら生きている……助け合うという気持ちや行動のもとのもとは，いたわりという感情である。他人の痛みを感じることと言ってもいい。やさしさと言いかえてもいい。……この根っこの感情が，自己の中でしっかり根づいていけば，他民族へのいたわりという気持ちもわき出てくる。……」

　思いやりややさしさという感情の交流は，古来，未来と変わらず，人々に安心と安寧をもたらすと考えます。そして，看護学の真理はそこにこそ存在すると思います。情報化や機械化が進み，世界中どこにいても，世界中の誰かとつながることが可能となった現代社会だからこそ，大切にしたい人間の営みがあります。

　教養の基礎となる文化的内容・知識・振る舞い方などは時代や民族に応じて異なる，と辞書では書かれていると前述しました。「自分とは異なるもの」に向き合うとき，価値観や信念といった自分自身の「ものの見方」がにょきにょきと前面に出てきます。その時に，少し立ち止まって考えてみましょう。あなたの「ものの見方」は，あなたが交流してきた人々，あなたが暮らしている場所（地理的・歴史的な背景を含めて）等，文化的背景に大きく影響されています。「自分とは異なる他者」においても同じです。日本の常識は世界の非常識，世界の常識は日本の非常識，等とよく言われますが，どちらもそれぞれの文化が育んだ価値ある事象です。豊かな教養と感性を身につけ，物事を俯瞰できる力を養ってください。

　では，「文化」とは何でしょうか。辞書や文献を複数用いて調べてみましょう。この基本的な問いは，看護学を学習する上で，大変重要な知識基盤となります。

司馬遼太郎
国民的な人気作家。『竜馬がゆく』に代表されるような歴史小説，また歴史紀行を多数執筆しています。ここで紹介した文章は抜粋なので，ぜひ，全文を読んでみてください。「21世紀に生きる君たちへ」という本は，小学校用教科書に書き下ろしたことで話題になりました。
司馬遼太郎：21世紀に生きる君たちへ，朝日出版社 p.16，1999。

辞書や文献
何か調べ物をするとき，特に「文化」というような大きな概念を調べるときには，複数の文献や資料を読み，理解することが大切です。

✓ 「文化」とは？　自分自身の言葉でまとめてみましょう。

3 地球人として生きる―地球的視野を持つこと

ユネスコ（国際連合教育科学文化機関）やわが国の教育振興基本計画において使われている「地球的視野」という言葉は，報告書などを紐解いていくと，地球上の資源・エネルギー問題，環境破壊，貧困問題等の課題解決とそれを担う人材育成に端を発していることがわかります。同時にそのためには自然を尊敬し，地球の一部である人間同士が尊重しあい支え合う関係性と社会を築くことが将来に向けて特に重要であると伝えるために用いられているのだと理解できます。そして「看護」は，人々の多様な価値観を認め，やさしさや思いやりを持って，文化・社会的背景を考慮しながら創造的に実践する営みであります。したがって，この章で述べている内容は看護職者が基本的な資質あるいは基礎的な力として備えるべきものであると考えます。

とはいえ，人は一人ひとり違う。この自明の理を認識することは実は難しいと実感しています。私たちはどうしても自分の価値観や物差しで他者を，世の中を見てしまいます。いくら客観的に観察しようと思っても，結局は，主観を通してものを観たり，考えたりしています。目の前にいる人の真意はわからない。この世界には自分の知らないことがたくさん存在する。したがって，「わからないんだ」「知らないんだ」という認識を持つことが，まずは大切だと思います。

そして，何より，大学における学生生活では，「自分はいったい何者なのか？」「自分は自分を取り巻いている環境（ヒトもモノも含めて）とどのような相互作用をしているのか？」「日本という国や自分が暮らしている地域はどのような歴史や文化を持っているのか？」「国際社会における日本という国の役割は何なのか？」といった問いかけをし，しっかりと自分自身を見つめ，考えてほしいと思います。自分自身を理解すること，自国の文化を理解できてこそ，他者や他国・地域の理解を深められると思うからです。そして，このような問いを続けていくことは，看護学を学び，看護を実践していく上で大変重要な姿勢と能力につながります。

ユネスコ（国際連合教育科学文化機関）

ユネスコ（国際連合教育科学文化機関）持続発展教育／Education for Sustainable Development (ESD)："地球的視野で考え，様々な課題を自らの問題として捉え，身近なところから取り組み，持続可能な社会づくりの担い手となるよう一人一人を育成する教育"を提唱。http://en.unesco.org/themes/education-sustainable-development
"global citizenship"：地球規模の課題解決を担う人材を育成するためのGlobal Citizenship Education (GCED)を推進。http://en.unesco.org/gced

教育振興基本計画

文部科学省「国際教育の意義と今後の在り方」"共存共栄的な発想を身に付けたり，一国の利益追求のみによらない全地球的視野や国際社会に貢献しようとする公共心，知らないことや理解できないことにも柔軟に対処する能力などを育成していくことが必要である"。http://www.mext.go.jp/b_menu/shingi/chousa/shotou/026/houkoku/05080101/001/002.htm

---

✓ 前ページでまとめた「文化」は自分自身の考え方や行動にどのような影響を与えているでしょうか？

第 1 編

スタディ・スキル

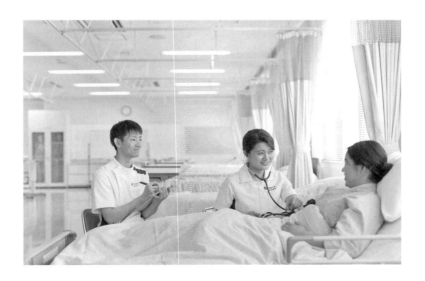

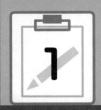

ノートのとり方

第1編　スタディ・スキル

学習日

A 20 年 月 日　20 年 月 日　20 年 月 日　20 年 月 日
B 20 年 月 日　20 年 月 日　20 年 月 日　20 年 月 日
C 20 年 月 日　20 年 月 日　20 年 月 日　20 年 月 日
D 20 年 月 日　20 年 月 日　20 年 月 日　20 年 月 日

> ノートは小学生のころから使用していると思います。そして，授業内容を書き写すため，算数・数学の問題を解くため，英語の単語などを覚えるため，そして関心があることについて調べてまとめるためなど，いろいろな形でノートを活用していたのではないでしょうか。大学でもノートは授業内容を理解するために必要ツールとなります。ここでは講義中のノートのとり方について学習しましょう。

A　ノートをとる目的

大学で授業を受けるとき，ノートをとることは授業内容を理解するためにとても重要となりますが，まずは，大学での授業の進めかたについて説明をします。

1　大学での授業の進めかた

1）大学の授業とは

はじめに大学での授業について，簡単に説明します。入学式や様々な ガイダンス がおわると，早速，大学での授業が始まります。初年次に学習する科目には，看護学を学ぶ上で基盤となる重要な科目が多く含まれています。この時期の授業内容が理解できるかどうかは，その後の様々な授業での学びに影響するだけでなく，将来看護職として働くときにまで影響するので，頑張って学習をすすめましょう。

看護系の大学で行われている授業には以下のようなタイプがあります。

①講義：多くの学生を対象として行われる
・大教室で行われる
・教員がテーマにそって話を進める
・教員が学生に質問しその場で答えを求められることもある

②演習：少人数のグループで行われる（個人の場合もある）

ガイダンス
新しいことに関する案内。

・小規模教室・実習室で行われる
　　・テーマを決め，それに関して調べてまとめたものを発表する
　　・看護技術の体験学習を行う
　③実習：少人数のグループで行われることが多い
　　・医療施設や福祉施設など臨地で行われる
　　・教員だけでなく実習先の指導者からも指導を受ける
　　・対象者に看護を行う

　看護学の学びは，講義に参加し知識を得たうえで，学内で学生同士やモデルを使用して看護実践の練習を行い，最後に医療施設などに行き，入院している患者様に教員や指導者の指導を受けながら看護を行うというように進められます。

2）講義のすすめ方

　では，大学の講義形式の授業を例に挙げ，どのように授業が進められていくのかについて，簡単に説明します。

　高等学校までの授業では，文部科学省が定めた学習指導要領にのっとり，指定された教科書を使って進められていました。先生方は，決められた学習内容を伝えるために，様々な工夫をして授業を行ったり，「教科書の○頁の△行目から下2行にアンダーラインを引きなさい」といった，細かな指導をしていたのではないでしょうか。

　しかし，大学での授業内容には統一した基準がありません。担当する教員が，学生に伝えたいと思うことを中心に，講義が進められていきますし，学ぶ内容に制限はありません。そして高等学校までの授業のすすめ方と大きく違うことは以下のようなことです。

　・教科書にそってすすめられる講義は少ない
　・教科書を使っていても，アンダーラインを引くように指示される講義は少ない
　・配布された資料にそって進められる講義が多い
　・スライドを見ながら進められる講義が多い
　・1回の講義で学ぶ内容は，教科書の数十ページ分となる場合がある

　講義を行う教員は，その分野での専門家であるため，教科書や資料に書かれている内容だけでなく，さらに詳細な内容や最新の情報を話します。しっかりと講義をきき，たくさんの知識が得られるよう努力しましょう。

2 ノートをなぜとる必要があるのか

　講義の中では，テーマにそってより専門的な知識や最新の情報が話されます。それぞれの講義の進め方により，ノートをとる方法が異なりますが，何らかの形で授業内容をノートにとることにより，話され

た内容を忘れないように書き残すことができます。またノートに書くことにより，話された内容が整理され，その時点で理解が深まることもあります。またこのノートがあれば講義内容の振り返ることができ，理解できなかったことや関心を持ったことがあれば，それを参考に自ら調べることができます。ノートをとることは知識を確かなものとするために重要な役割を果たします。

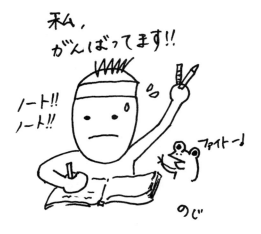

B ノートをとる前の準備

　授業に参加して，ノートをとるためには，事前にいくつかの準備をする必要があります。効率よくノートをとることができるようにするため，どのような準備をしたら良いのかを説明します。

1 使用するノートや筆記用具に関して

1) ノート

　まずは，それぞれの授業で必要なノートの準備をしましょう。ノートにも様々な種類があります。大きく分けて，ルーズリーフタイプのもの（**図1**）と，大学ノートのようなノートタイプのものがあります。ルーズリーフは持ち運びが楽で，記載した内容の順番を自由に変えて整理することができますが，しっかりと整理をしないと紛失してしまうこともあります。一方ノートには，B5，A4，A5 サイズなどが様々な大きさのものがあります。そして中身も，罫線がない無地のもの，罫線があるもの（A罫：7 mm幅，B罫：6 mm幅），罫線だけでなくさらにドットがついているもの（**図2**），方眼など様々です。それぞれにメリットやデメリットがあります。授業の進め方や内容に合わせて，記入しやすくかつ整理しやすいものを選ぶとよいでしょう。

　例えば，配布資料がたくさんある授業の場合，授業中は資料に直接書き込むことが多くなります。その場合は授業後に，ルーズリーフを利用して授業内容を整理し，資料と一緒にファイルに綴じるといった方法が良いかもしれません。板書の多い授業では，授業内容をノートに書きとることが多くなるので，その場合にはノートを使用したほうがよいかもしれません。

　ノートの種類の選択方法では，授業内容をイラストや図などを使ってノートに取ることが好きな人や，できるだけ自由にノートを使いたい人は，無地のノートを選択するとよいでしょう。また，大きめの字を書く人は，幅の広いA罫のものを選択するなど，使いやすいノートは人によって異なります。皆さんがそれぞれの授業内容等に合わせ，最も使いやすいと思うものを選ぶことが，重要となります。

2) 筆記用具

　次に筆記用具を準備しましょう。一般的に字を書く際には，鉛筆またはシャープペンシルを利用します。鉛筆またはシャープペンシルを使用する場合，まずは芯の硬さを決めます。芯の硬さは，やわらかい10B〜かたい10H まで22種類あります。文字を書くときに，一般的に選ばれるのは，HB または B です。実際に書いてみて書きやすい硬さの物を選びましょう。シャープペンシルには様々な機能がついたも

ルーズリーフ　図1
一枚一枚自由に綴じたり外したりできるノート。

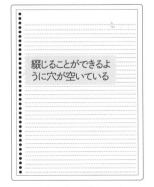

図1　ルーズリーフ

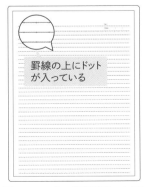

図2　ノート　罫線（ドット付）

の，デザイン性に富んだものがあります。選び際には，試し書きをするなどして，自分が最も書きやすいと思うものを選びましょう。

鉛筆やシャープペンシルを使用する場合には，消しゴムが必要になります。消しゴムも消しやすいものを選びましょう。

ボールペンを使用することもあります。ボールペンはそれ自体の太さや，ペン先の太さなどが異なりますので，実際に書いてみて，最も書きやすいものを選びましょう。授業中にノートをとるときに使用するボールペンとしては，最近多くみかけるようになった消せるボールペンがとても便利です。ただし，書類にサインをする場合や履歴書などを書く際などには，適していませんので，注意して使用してください。

基本的な文字を書く場合は黒で書くことが一般的ですが，ノートをわかりやすくするために，色を上手に使用すると効果的です。色は，カラーボールペンやカラーマーカーなどを使用してつけることになります。色を使う際には，最も大切なところは赤，次に大切なところは青など，一定のルールを決めて使用し，あまり色が多くなりすぎないように気を付けましょう。

2 シラバスで授業内容を確認

ここまで準備ができたら，次にその授業内容の確認をしましょう。その授業がどのような内容で，どのように進められていくのかということがシラバスに書かれています。具体的には，授業名，担当教員名，講義の目的，到達目標，各回ごとの授業内容，事前学習内容，成績評価方法，教科書や参考図書などになります。授業内容を理解するためにも，事前にシラバスを確認し，その講義で学ぶこと，講義の進め方をしっかりと把握しましょう。

3 予習をしてから授業にのぞむ

シラバスの確認が終わったら，自分が受ける予定の授業内容に関して，紹介されている教科書や参考書などを参考に，予習をしましょう。教科書や参考書などを読み，わからなかったところや関心をもったところは，授業が始まる前にノートにメモしておきましょう。時間があれば調べ学習をし，その内容をノートにまとめておきましょう。

このような準備をすれば，教員の話が理解しやすいと思います。また，わからなかったことや関心をもったところに関する話になると，おそらく集中して聞くことができます。その結果，授業内容についてさらに関心をもつことができ，授業後の復習へとつながり，理解が深まります。

C 授業中のノートのとり方

1 ノートのとり方の基本

1) ノートにとる内容

　まずは，授業の中で「大切」と思ったことをノートにとりましょう。このように説明をすると，「大切」なところがわからないので，何をノートに書いたらいいかわからないといった質問を受けることが多くあります。同じような疑問をもつ人は，まず予習をしてから授業に臨んでみましょう。予習をしておくと，その授業の概要を理解することができるからです。その予備知識をもって，集中して授業を聞いてみましょう。そうすると，「大切」なことがわかりやすくなります。

　また，授業で初めて出てくる概念やキーワードの多くは，大切なことが多く，教員は，その概念やキーワードに関する話を繰り返したり，それまでの口調と少し違ってゆっくり大きな声で話をしたり，板書をしたりします。さらにわかりやすく伝えるために，具体的な例を挙げながら，説明を繰り返すこともあります。場合によっては，「ここはとても大切ですよ」「後から何度もこの話は出てきますよ」「先ほども言いましたように」など，様々な言葉で大切であることを伝えられることもあります。このようなことに注意し授業に集中できれば，ノートをとることは難しいことではなくなります。

　次にノートにとることは，授業中に話された内容の中で，自分が関心をもったことや，疑問に思ったことなどです。大学の授業時間は限られているので，教員が話す内容は，専門的な知識のごく一部でしかありません。しかし，集中して授業を聞けば，授業内容に関心をもつことや，疑問を感じることができます。それをもとに，自主的に学習を進めることにより，その知識はさらに確かで深みのある知識として，自分自身のものとなるでしょう。

2) ノートの具体的なとり方

　それでは，何をノートにとったらよいかがわかったところで，今度はより具体的なノートのとり方について説明をしていきましょう。教員の話していることを全てノートにとろうとすると，その作業に集中しすぎてしまい，授業内容を理解できなくなることがあります。大切なことをできる限り簡単にノートにとるようにしましょう。そのために，次のような方法を参考にしてみてください。

- ・初めに日付と授業のタイトルを記入する
- ・頁数も記入する（特にルーズリーフの場合は忘れないように）
- ・できる限り行間や余白を多くとる
- ・内容ごとにページを変える

- 余白には，自分自身が関心をもったことや疑問に感じたことを書きこむ
- 箇条書きや短い文章でまとめる
- 見出しを付ける
- 見出しには一定の規則のある番号や記号をつける
- 単語を自分なりの記号で記載する

    例）「増えてきた」「高くなる」　→　『↑』

    　　「減ってきた」「低くなる」　→　『↓』

- 簡単な図や絵をつかう

次に，ノートに書いた内容をさらにわかりやすくする工夫も必要になります。たとえば，その箇所にアンダーラインを入れたり，□で囲むといった方法を使います。またカラーペンの色なども有効に使うと，その内容がわかりやすくなります。また，自分自身が関心をもったことや，疑問に思ったこと等，自分が気になったことは，余白を使ったり，カラーペンなどを活用して，後から見てすぐにわかるように，書き込むとよいでしょう。例を挙げました（**図3**）。

✅ **記号や色を組み合わせて，自分なりの使い方を考えてみましょう。**

例）赤の！マーク	授業後にすぐに調べたい
青の！マーク	時間をかけて調べたい

記号・色	意味

2 授業方法に合わせたノートのとりかた

1）板書中心の授業のとき

授業の進め方が，板書が中心となって進められる場合は，ノートをとるということがとても重要となりますが，このような授業の場合，板書された内容を，ノートに書き写すだけとなってしまいがちです。しかし板書された言葉だけを写しても，それが何を意味するのかが理解できなければ，ノートに書いても意味のないものとなってしまいます。このような場合は，板書した内容を解説している教員が話している内容を聞き，大切と感じたことや，関心をもったこと，疑問に思ったことも一緒にノートに書きましょう。

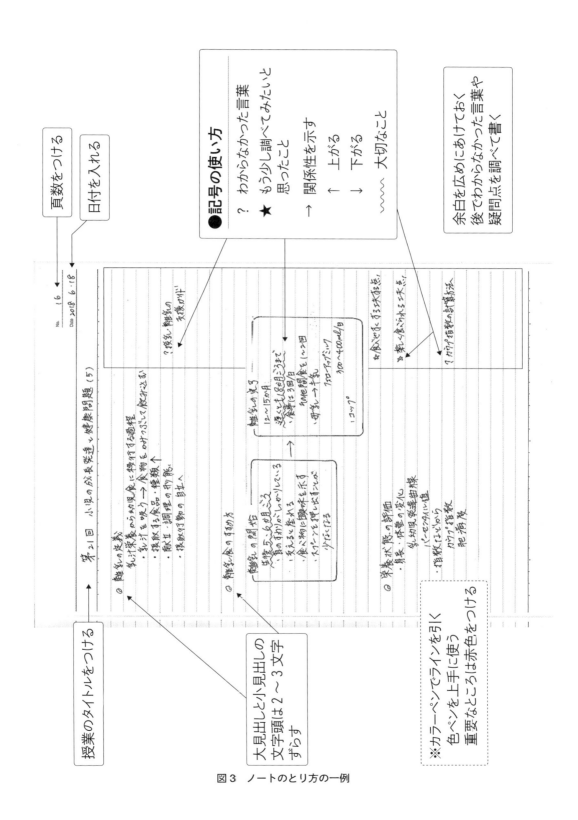

図3　ノートのとり方の一例

2）資料中心の授業のとき

　資料が多い授業は，ノートをとらなかったり，資料に書き込むことを忘れることもあります。しかし，授業中に教員は，資料の内容を理解できるように説明をしています。したがって資料があるからといって油断せず，その資料をもとに教員の話を集中して聞き，大切と思ったことを資料の中に直接書き込むとよいでしょう。

3）スライド中心の授業のとき

　プレゼンテーションソフトを使った授業でも同様になります。プレゼンテーションソフトを使った授業では，スライドがそのまま資料として配布されることも多くあります。スライドには大切なことが，まとめて書かれています。しかしまとめて示されているために，理解が難しいところもあります。授業はそれぞれのスライドの内容が理解できるように，解説をしながら話が進められていきますので，その解説の中で大切と感じたことを，資料の中に書き込みましょう。

　そして，資料を使った授業もプレゼンテーションソフトを使った授業も，教員の話の中で大切と感じたことを資料に書き込むだけでなく，ノートも同時に使い，関心をもったことや疑問に思ったこと等を中心に，ノートをとっておきましょう。そしてそれをもとに，復習をするとよいでしょう。

3 資料の整理の仕方

　授業の中で配布された資料は，授業が終わったら，すぐにファイルに綴じるなどして整理をしましょう。資料がたまった状態で整理をしようとすると，何の資料であるかわからなくなってしまい，整理するのにも時間がかかります。

　ファイルは授業ごとに分け，ファイルの背表紙には授業名を記載しましょう。一般的には授業の順に綴じていくことになります。資料の綴じ方は，資料に直接穴をあける方法や透明ポケットに入れる方法などがあります。直接穴をあけて綴じる方法がよくつかわれますが，何度も資料を見ていると穴が破れる場合があるので，パンチ穴の補強用シールなどを使うとそれを防ぐことができます。また資料が多い場合には見出しラベルを付けるとよいでしょう。

　またルーズリーフを使用してノートをとった場合は，資料とルーズリーフを一緒に綴じることも可能になり，学習内容が整理しやすくなることもあります。

　実際には，自分が一番わかりやすい方法で資料を整理することが一番で，どの資料がどこにあるのか，すぐにわかるように工夫をしてください。

D 授業後のノートの整理

1 授業後の復習

　授業終業後は，書き込みがされた資料や（スライドの資料も含め），授業中にとったノートをもとに，復習を行っていきます。復習は授業内容をまだ覚えているうちに，できる限り早く行います。時間が経つと興味を持ったことや疑問もどんどん薄れてしまいます。

　まずは，授業資料や書き込んだ内容，ノートにとった内容を一度読み返してみます。そして，授業中には感じなかった関心を持ったことや疑問に思ったことがあれば書き足します。そして，資料に書き込んだり，ノートに書いたりした，関心を持ったことや疑問に思ったことについて，教科書や参考書を用いて調べ，ノートに追加します。復習をすることで，知識に対する理解が深まり，記憶としてもしっかりと残っていきます。そうすると得られた知識は実践の場で活用できるようになりますので，しっかりと行いましょう。

2 ノートの活用方法

　授業中のノートのとり方のところで，「できる限り行間や余白を多くとる」と記載しましたが，これは授業後のノート整理にとても役に立ちます。この行間や余白に，復習をする中で得られた新しい知識を追加していくと，知識が一か所にあつまるため，より理解が深まるようになります。またページ数は見出しをしっかりと書いておけば，その後調べようと思ったときに，簡単に調べることができるようになります。

　ノートはただその時の知識の整理だけに使うものではなく，何度も読み返し，不足している情報を追加することで，その知識はより深いものとなっていきます。そのように書かれたノートは，その後の学びを助けることのできる資料にも利用できます。

　ノートのとり方は，その人がわかりやすい方法とることが一番ではないかと思います。役に立つノートを作ることができるように，頑張ってください。

文献

- 学習技術研究会(編著)(2011)：大学生からのスタディ・スキルズ 知へのステップ第3版, くろしお出版, pp15-28.
- 関東学院大学経済経営研究所FD研究プロジェクト(編)(2012)：大学生の教科書―初年次からのスタディ・スキル, 関東学院大学出版会, pp36-45.
- 佐藤望(編著)(2012)：アカデミックスキルズ 大学生のための知的技法入門第2版, 慶應義塾大学出版会, pp31-49.
- 玉川大学(編)小原芳明(監修)(2011)：大学生活ナビ第2版, 玉川大学出版部, pp71-88.

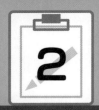

情報リテラシー

第1編　スタディ・スキル

学習日

A　20　年　月　日 ／ 20　年　月　日 ／ 20　年　月　日 ／ 20　年　月　日
B　20　年　月　日 ／ 20　年　月　日 ／ 20　年　月　日 ／ 20　年　月　日
C　20　年　月　日 ／ 20　年　月　日 ／ 20　年　月　日 ／ 20　年　月　日

現在皆さんは小学校の頃から，たまご型のキャラクター育成ゲームや携帯型ゲームなど世界中の人々と情報を共有した遊びをしてきて，テレビの視聴時間より動画共有サイトの視聴時間の方が長く，月末にはスマートフォンの通信速度制限を気にしている人が多いと思います。それだけインターネット環境は切っても切り離せない大切なものになっています。

A　コンピューターリテラシー

1　コンピューターリテラシーはすでに身についているのか

「時代の変化とともに，われわれ自身が変化しなければならない。読み書きと掛け算に毛の生えた程度の最低限のコンピューターリテラシーから，情報を使ってものごとをなしとげるという情報リテラシーの域に達しなければならない。それは面白く価値のある挑戦である。」（ドラッカー，2002）。

今まではコンピューターリテラシーとは読み書き程度の最低限のリテラシーでしたが，これからは大量の情報をうまく扱う情報リテラシーが重要ということです。

少し昔の話になりますが，コンピューターを用いてインターネット上に大量に存在する情報の入手・理解・評価する能力と，わかりやすく表現する作文能力・ページレイアウト能力・タイトルや見出しなどの文章要約能力が「情報リテラシー」として重要な能力でした。しかし幼いころから判らないことがあったら親に聞き，親が判らないことがあったらスマートフォンで調べて子どもに伝える様に，スマートフォンは親の分からないことも検索できるとても便利なツールとして認識して育つと，次第に親のスマートフォンを使って自分で検索するようになります。情報はインターネットから得ることが自然な行動として育った世代です。この環境で育った世代をデジタルネイティブと呼びます。デジタルネイティブの特徴は，「現実の出会いとネット上

ピーター・F・ドラッカー，ネクスト・ソサエティ Managing in the Next Society, 2002.

デジタルネイティブ
2001年にMarc Prenskyが「Digital Natives, Digital Immigrants」で定義した言葉です。物心ついた時からインターネット環境が整った環境で生活している世代。

での出会いの区別はない」「どのような人とのインターネット上関われるため，国・年齢・肩書が違い等こだわりは低い」「動画や情報の拡散力の活用」「情報は無料」など思っていることです。

2 インターネットの情報収集能力と選別能力

　インターネットが普及するまで1億数千万の日本人にとって，たった数社が作成したテレビ番組と新聞が主な情報源でした。しかしインターネットの普及で情報が溢れかえるようになり，4大メディアから得られる一定の情報源がなくなりました。現代版の「情報通」といわれる人は，インターネットから得た情報は信頼性の高い情報なのか否か，情報価値を適切に判断し良質な情報を集積している人です。情報リテラシーには「得られた多量の情報から良質な情報かどうかを判断できる情報をもっているか」も含まれます。「自分の得た情報は何の情報なのか」ということです。ここから得た情報は，違うところでは伝えていない，そのことは貴重な情報なのか信頼できない情報なのか，角度を変えた検証ができることが大切です。

　一昔前は情報収集能力が重要な能力でしたが，今や情報選別能力が非常に大切な能力となっています。学生がレポート作成に困り果てたときなどの，情報選別ができないときに陥る現象として，最初に思っていた自分の主張と合う有識者の情報を探し出し，さも自分の意見かのように振る舞ってしまう場合があります。この現象は，インターネット上で非常に蔓延している現象です。そのことで正しい情報が埋もれてしまうことが多々あることを理解しておく必要があります。そのためには自分の情報収集する癖（傾向）を理解しておくことも大切です。

　たとえば，自分が求めている情報が見つかったとき，以下のような検証はしていますか。

- ・情報源は何なのか？（ネット上の無料百科事典は，匿名ユーザーが自由に書き込み・編集できます。最新のニュースについてもリアルタイムで新しい項目が立てられ，情報が刻々と更新されていくことはメリットも大きいが，誤った情報が多いことも理解しておいてください）
- ・そのデータや引用元が本当に存在しているのか？
- ・そのデータや引用元は一次情報なのか，加工されたり歪曲されたりした二次情報ではないのか？

> **4大メディア**
> マスコミュニケーションの主要な4つのメディアである，新聞・雑誌・ラジオ・テレビを指します。

B インターネットと社会の関係，情報発信の仕方とそのルール

これまでは，企業や大学の広報担当者が宣伝や情報発信といった形でホームページ上に書き込んでいましたが，SNS (social networking service) の発展とともに，個人が企業名や大学名を併記して情報を発信しているケースが非常に多くなり，同時にトラブルも増えています。そのため，企業や大学はSNSに関するガイドラインを設けるところが増えてきています。これから学習が進むにつれ医療情報に対する守秘義務という言葉をよく耳にすると思います。「守秘義務については了解！ 言うわけない！」と思っていても，無意識にインターネットで発信してしまうことがよくあります。看護学生は特に注意しなければなりません。ここではインターネットによる情報の発信受信について説明します。

1 SNSの利用時の情報の扱い

数年前までは限られた人だけが使用していたSNSですが，今ではユーザーを大きく増やし，10代・20代は何かしらのSNSを利用していると言ってもいいと思います。Twitterは140字以内の短い文を投稿するコミュニケーションサービスです。テレビや何かのプレゼンテーションなど実況中継に使われることもあります。

また，Ustreamでは動画配信をリアルタイムで行えることで，You-tubeとは違った人気を集めています。今までライブ中継はプロの仕事でしたが，誰でもWebカメラとパソコンとネット環境が整えば，世界中にライブ映像を配信できます。スポーツ中継やバンドのライブなど様々な場面で使用されています。

これらTwitterやUstreamなどを利用することで，世界中の人にプレゼンテーションを行い，反応を集めコミュニケーションをとることが容易に可能となりました。

1) 参加の仕方

あなたがあるネットワーク上のスレッドに書き込むとき，議論を乗っ取り自分の所属する組織の宣伝にすり替えていませんか。自分を宣伝する書き込みは，いくら「イイネ」と言われていても読み手からネガティブに受け取られるのが一般的です。

2) 投稿の仕方

友人までの投稿だから，フォローされている人はみんな知り合いだから，と安心している人がいますよね。「プライベート」なSNSサイトは存在しません。何年も後になっても，検索することはできますし，

SNS (social networking service)
個人間のコミュニティーを容易に構築できる場を提供する，インターネットを利用したサービス。ソーシャルネットワーキングサービス，ソーシャルネットワーキングサイト，ソーシャルネットワークサービスともいいます。

Twitter
140文字以内の「ツイート」と称される短文を投稿できる情報サービス。

Ustream
動画共有サービス。ライブ動画の配信が手軽にできるサイトで，ライブ配信中にチャットや投稿機能で視聴者とコミュニケーションがとることができます。

You-tube
動画共有サービス。動画の配信が手軽にできるサイト。

Webカメラ
パソコンを使用して撮影された画像にアクセスできるリアルタイムカメラのこと。ライブカメラともいいます。

誰かがコピーや転送している可能性もあります。発言が削除されていてもアーカイブされ情報は保持され続けます。検索結果に出てきて内容が読めたが，そこをクリックしたらサイトが存在しなかったことがありますよね。元のサイトが削除されていても検索エンジンのキャッシュとして残っているということです。一度入力した情報は取り消すことが難しくなるため，気分を害したり怒ったり落ち込んだりしたときほど，冷静に考えられるまで投稿することを控えるべきです。一般的な公の場に対して快く共有できるような情報だけ投稿するようにしましょう。

3) 投稿した内容は将来まで責任をもつ

あなたは投稿した内容に責任をもたなければなりません。著作権・商標の安易な使用，誹謗中傷，名誉棄損，わいせつな表現など，そのような内容でも一度投稿したら責任をもつ必要があります。最近では就職活動において，雇用者が web 検索することが増えています。ハンドルネームがわからなければ大丈夫と思うかもしれませんが，情報が集まれば簡単に身元が判明してしまいます。SNS 上で発言するときは身分を明らかにして，公式の場で話しても問題ないという態度が非常に大切です。名前や所属を出したくないと思う発言は慎むべきです。看護職に就くと様々なレベルの個人情報に触れます。学生のときからこの慎重さを身に付けておくべきでしょう。

4) 無意識に加害者になる可能性

インターネット・ミーム (Internet meme) とはインターネットを通じて人から人へと，拡がっていく行動・コンセプト・メディアのことです。有名人の写真やアニメキャラクターの絵にキャプションを挿入した画像データをスタンプ代わりに使うことがあります。それが meme です。簡単に作れるし，人が使っていた meme をコピーして使う場合もあります。meme の画像は世界中で流行ったとしても下火になるのが早いので，大きな問題になることは無いですが著作権を侵害している場合があります。つまり，自分は著作権を侵害しているつもりがなくても，一日に何十回も侵害している可能性があるということです。

2 情報モラル

ネット環境は急速に変化しています。それに対して法律や組織体制などの整備は追いつかずに後手になっています。そこで問われるのは情報モラルです。

情報モラルとは，「情報を扱う際に，人権，社会的公正，社会的安全を尊重し，よりよい情報社会を目指す考え方や態度」(財団法人ハイパ

インターネット・ミーム (Internet meme)
本来は SNS などで模倣として広がっていく，ある一定の行動を指します。作成者はわからないが，有名人の写真にキャプションを加えたものもミームです。

ーネットワーク社会研究所　http://www.hyper.or.jp）のことです。情報を扱う人には，そのような責任と心構えが求められます。

　顔や本名も知らない人とネットワークを介してつながる，そのとき相手の立場を考慮し接することが，情報モラルの大前提になります。情報を発信する際，二重の意味をもたせずに，受ける相手にとってわかりやすいメッセージにしなければなりません。さらに情報の伝達手段は，ネットワークを介したものだけではありません。電話・手紙・直接対面など様々です。「便利だから」「早いから」といった自分の都合だけでネットワークを介したメッセージの伝達を選択するのはモラルに欠ける行動になります。気持ちを伝えたいときは，「メール」→「手紙」→「電話」→「直接会う」にしたがって理解度が高まります。

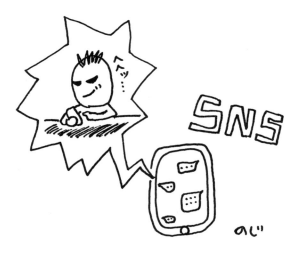

C 実際に起きたトラブル事例

【Case1】製薬会社の女子社員が，飲み会で同僚が睡眠薬を他人の酒に混ぜた趣旨のつぶやきをツイッターに投稿，それを見た人たちが批判し，「炎上」となる。投稿した社員が特定され，個人情報や写真がネットに流出し，製薬会社が謝罪した。

【Case2】都内高級ホテルのアルバイト従業員が勤務中に，利用中の有名人のカップルに関する情報をツイッターに投稿。このアルバイト従業員は，匿名でツイッターに登録していたが，他のネットユーザーによって特定され，同従業員の個人情報や写真がすぐにネットに流出した。

【Case3】有名デパートで有名韓流女優のCM撮影中，広告会社の社員が「"ほほ笑みの天使"と言われているけど，それはカメラが回っているときだけで，スキだらけ。表情ゆがんでいた」とつぶやく。たちまち身元が突き止められ契約を破棄された。

【Case4】有名サッカー選手が外来受診したことをツイッターでつぶやき問題化した。

【Case5】認知症患者の写真を看護師がフェイスブックに掲載し，あざけるコメントをするなどして問題化した。

【Case6】コンビニエンスストアの店員がアイスクリームケースに入った写真をフェイスブックで掲載したら炎上し，その店舗が特定され，フランチャイズ契約が解除され閉店となる。

まだまだ多くの事例があります。「炎上」したことでテレビのニュースなどで大きく取り上げられましたが，氷山の一角です。いずれも問題化して本人は投稿を削除したはずですが，未だに検索すると出てきます。書かれた人はずっと苦しみますが，悪気なく書きこんだ人も「炎上」してしまい，書いた人の勤務先や住所などが特定され「情報漏えい実行犯」「誹謗中傷発言者」と言われ，ネット上から一生消えない，問題も抱えた状態にもなります。

フェイスブック
日記，写真など友人知人と共有するソーシャルネットサービス。

炎上
ネット用語であり，不適切な発言などをきっかけに，サイト管理者の想定を超えて，誹謗中傷などのコメントが殺到すること。

文献
・大嶋淳俊：情報活用学入門　情報化社会の「攻め方」・「守り方」, 学文社, 2012.
・岡本敏雄(監修)：よくわかる情報リテラシー, 技術評論社, 2012.

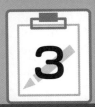

図書館の使い方・必要な資料の探し方

第1編　スタディ・スキル

学習日

A　20　年　月　日　　20　年　月　日　　20　年　月　日　　20　年　月　日
B　20　年　月　日　　20　年　月　日　　20　年　月　日　　20　年　月　日
C　20　年　月　日　　20　年　月　日　　20　年　月　日　　20　年　月　日
D　20　年　月　日　　20　年　月　日　　20　年　月　日　　20　年　月　日

大学生のみなさん，図書館をフル活用しましょう‼　大学図書館には，みなさんが学ぶ学問に必要とされる貴重で高価な専門書が多く蔵書されています。それは町の図書館や書店とは比べ物になりません。もちろん費用をかけずにそれらを利用することができます。大学生にとって，図書館を十分に活用するかどうかで4年間の学びは大きく変わってくるでしょう。

A　図書館を利用する

❶ 授業のレポートや実習記録に取り組む

　看護学を学ぶみなさんにとって，大学図書館は専門的な学習や研究の手助けになります。看護学実習の事前学習や実習記録，定期試験の学習，授業のレポート作成では必ず図書館で専門書を参考にしたり，引用したりすることが必要になってきます。専門書から知識を得るだけでなく，自分が述べようとしている考えや実践しようとする看護援助の説得力（根拠）を高めることができます。

❷ 自分の興味を深めて看護学研究に取り組む

　看護職者を目指したのなら，少なからず医療や人間に興味があると思います。「なんで煙草なんて吸うの？」「ココロはどこに有るの？」など，本当にチョットした興味を持ったら，図書館に行き自分の興味に近い本を手に取ってください。調べてみると，大抵の疑問は既に先学の誰かによって調べ尽くされていたり証明されていたりします。また，看護学に携わるさまざまな人が，自分に持っていない切り口の話を書いていて，「こんな考えもあるんだ」「こんなに面白いんだ」と得したような気持ちになります。このような出来事が自分の視野を広げ，さらなる興味につながります。ただ大学の授業を受け，単位を取得し卒業するだけでなく，自分の興味関心を膨らませ，これから先，看護

学に貢献できるような人になることが大切です。

✓ いま，調べてみたいと思う自分の興味のあることを記入しよう。

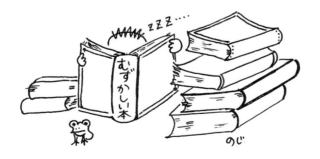

B 文献検索の基礎知識を得る

1 図書館の蔵書を検索する

　多くの大学図書館には，蔵書検索としてwebOPACというweb検索システムがあります（**図1**）。パソコンだけではなく，携帯やスマートフォンなどからも利用できます。ログイン方法は各図書館によりますが，キーワードを入力し検索すれば，どのような資料が所蔵され，どこに配置されているか，現在利用できる状態かどうかを確認できます。また，自分の図書館の利用状況を確認することや，現在借りている図書の確認や貸出期間の更新，これまでの貸出履歴の確認，貸出図書の予約などが可能です。

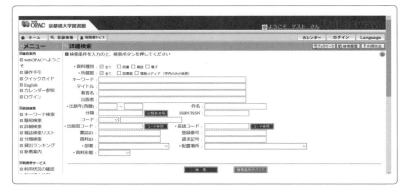

図1　webOPACの検索画面

2 データベースを利用する

　データベース検索は，図書・雑誌・新聞記事などを調べるのに役立つデータベースのリンク集です。現在は，インターネット環境の普及により，オンラインデータベースが当たり前になっています。多くの場合，データベース利用者は，データベースの提供業者と利用契約を結び，利用料金を払います。提供業者からIDやパスワードの発行を受けることで，自分のパソコンやスマートフォンから，データベース上に蓄積された情報を検索・閲覧できます。大学の図書館では，大学が契約をしていることから学生は無料で使用できることがほとんどです。データベースは調べたい内容によって多くの種類のデータベースがあります（**表1**）。

　ここではCiNii Books/Articlesを例として，基本的な検索を行ってみましょう。

表1　データベースの種類

資料蔵書を調べる

データベース名	内容	利用資格
CiNii（サイニィ）	全国の大学図書館等が所蔵する資料や学術論文の情報を検索できる	自由
国立国会図書館（国立国会図書館サーチ）	国会図書館，公共図書館などが持つ学術情報（本，記事・論文，新聞，デジタル資料など）を検索できる	自由
都道府県立図書館	都道府県立図書館の蔵書資料を検索する	自由
市町村立図書館	市町村立図書館の蔵書資料を検索する	自由
World cat（the OCLC Online Union Catalog）	世界各地で出版された図書・雑誌（論文）等の情報の検索，所在（参加館のみ）確認ができる	自由
世界の図書館	筑波大学附属図書館が作成	自由

図書を調べる

データベース名	内容	利用資格
CiNii（サイニィ）	全国の大学図書館等が所蔵する資料や学術論文の情報を検索できる	自由
国立国会図書館（国立国会図書館サーチ）	国会図書館，公共図書館などが持つ学術情報（本，記事・論文，新聞，デジタル資料など）を検索できる	自由
Webcat Plus	全国大学図書館などの所蔵資料を一括で検索できる（Webcat Plus には図書内容情報や連想検索機能などが追加されている）	自由
Book or jp	日本書籍総目録	自由
大学生協インターネットショッピング	大学生協のオンライン検索サイト	自由
日本の古本屋	古書を検索できる	自由
The British Library	大英図書館の図書を検索できる	自由
Amazon.com	洋書などが検索できる	自由

雑誌論文・記事を調べる

データベース名	内容	利用資格
GeNii（ジーニィ）	研究に必要な学術情報を総合的に利用できる	自由
国立国会図書館（国立国会図書館サーチ）	国会図書館，公共図書館などが持つ学術情報（本，記事・論文，新聞，デジタル資料など）を検索できる	自由
Web OYA-bunko	週刊誌，女性誌，スポーツ・生活情報などの専門雑誌の記事を検索できる	制限あり
日経BP記事検索サービス	日経BP社発行の約50誌の記事検索，閲覧ができる	制限あり
国文学論文目録	京都大学東アジア人文情報研究センター作成	自由
東洋学文献類目	古書を検索できる	自由
EBSCO host	以下の海外学術情報の文献データを検索できる Academic Search Elite, Business Source Elite, Regional Business News, EconLit, CINAHL with Full Text, MEDLINE with Full Text	制限あり
PsycINFO/PsycARTICLES	心理学とその関連分野に関する世界中の文献を検索できる。APA（アメリカ心理学会）が発行する電子ジャーナルの全文情報を検索できる〈一部本文あり〉	制限あり
医中誌Web	医学・薬学・看護学などの関連分野の文献を検索できる	制限あり
メディカルオンライン	医学文献〈本文あり〉，医薬品，医療関連情報を検索できる	制限あり
Dialog	世界の医薬・科学技術・人文・企業情報などの様々な情報を検索できる	制限あり

人物を調べる

データベース名	内容	利用資格
ReaD&Reserchmap	研究者名に紐付けて，経歴や論文，研究課題などを検索できる	自由
JapanKnowledge+	百科事典ほか様々な種類の辞書・事典類，東洋文庫・日本古典文学全集などを横断検索できる	制限あり
日経テレコン（大学版）	日経各紙の記事検索・閲覧や，企業情報などを参照できる	制限あり
G-search	国内の企業情報や人物情報，新聞記事などの幅広い情報を検索できる	制限あり

看護師・保健師国家試験対策

データベース名	内容	利用資格
系統別看護師・保健師国家試験問題Web	10年分の看護師国家試験および保健師国家試験の過去問題・模擬問題，解答と解説，参考資料を収録した国試対策のための法人向けWebサービス	制限あり

3 CiNii Articles/Books

CiNiiでは，日本全国にある大学図書館等が所蔵する資料の情報や学術論文の情報，博士論文を検索できます。

1) 検索画面への接続方法

①アドレスを入力する。　http://ci.nii.ac.jp/
②検索エンジンで［CiNii］と検索する。
③各大学図書館ホームページのリンクを使用する。

2) 大学図書館の本をさがす - CiNii Books

日本全国の大学図書館等が所蔵する資料の情報を検索する場合は，下の画面で検索します。

①フリーワード入力欄（タイトル・著者名・出版者名・件名などの全てが検索対象）か，［詳細検索］をクリックして表示させた各項目の入力欄へ検索する語を入力して［検索］をクリックします（**図2**）。
②検索結果が表示されるので，一覧から選びタイトルをクリックします（**図3**）。
③求める資料の詳細情報が表示されるので，タイトル，編著者名，出版者名，出版年月を確認してください。
　続いて，資料情報の下に表示される所蔵館一覧にて，求める資料を所蔵している大学図書館等を確認します（**図4**）。

3) CiNii Articles - 日本の論文をさがす

学術論文の情報を検索する場合は，下の画面で検索します。

①フリーワード入力欄か，［詳細検索］をクリックして表示させた各項目の入力欄へ検索する語を入力して［検索］をクリックします（**図5**）。

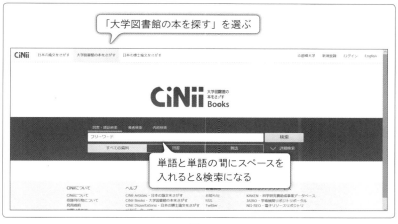

図2

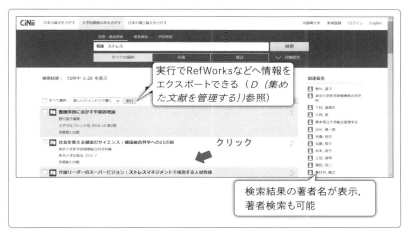

図3

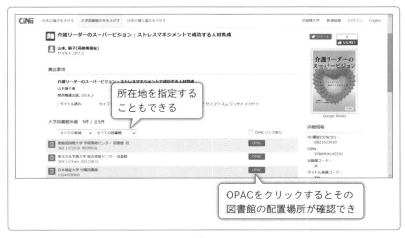

図4

②検索結果の一覧からを選び，論文タイトルをクリックします（**図6**）。

③求める論文の詳細情報が表示されます。求める論文の収録刊行物（雑誌）を所蔵する大学図書館等を調べる場合は，［CiNii Books］をクリックします（**図7**）。

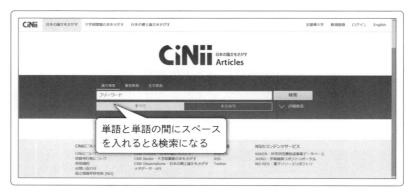

図5

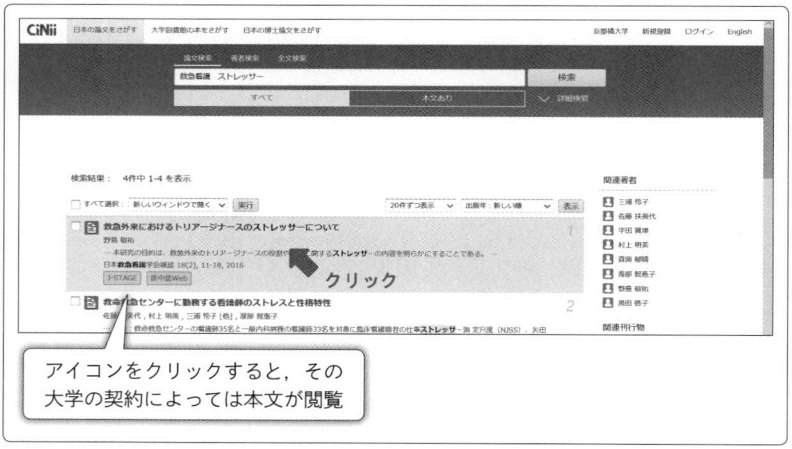

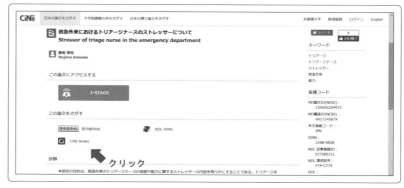

図6

図7

C 必要な文献を入手する

1 欲しい資料を入手する

欲しい資料を検索出来たら，以下の手順で所蔵を確認しましょう。

1) 所蔵の確認

①現在利用している図書館が所蔵してないか調べる。（webOPAC）
・所蔵している場合，閲覧・複写・貸出などできます。
・所蔵がない場合⇒②へ

②近隣の公共図書館が所蔵してないか調べる。
・所蔵が確認できたら，自由に出かけて，閲覧・複写・貸出などできます。
・所蔵がない場合⇒③へ

③他大学図書館・国立国会図書館が所蔵しているか調べる。（CiNii・国立国会図書館サーチ）
→所蔵されている場所がわかったら，現在利用している図書館のカウンターへ行きます。

2) 利用方法

①閲覧依頼
・近隣の大学図書館へ求める資料がある場合に，直接行って利用させてもらう方法です。
・事前に先方に連絡する必要があるため，閲覧希望日の数日前に申し込みます。（図書館が発行する紹介状などを必ず持参する）

②複写依頼：遠方の大学図書館にしか資料（論文など）がない場合，必要な部分のコピーを図書館へ取り寄せる方法があります。

③館間貸出：求める資料そのものを図書館へ取り寄せる方法です。

2 データベース検索のコツ

データベース検索でうまく言葉をかけ合わせれば，必要な文献を探すことができます。例えば，「救急搬送された患者に付き添う家族の心理状況」についてレポート課題が出たとします。「救急搬送」「家族」「心理状況」と入れて検索しても，ほとんど結果は出てきません。このような場合は，言葉を変えることも一つの工夫です。「心理」，「精神」「思い」「感情」など同義語で言い換えることで，新たな文献にたどり着くことも可能です。また，キーワードを分けて検索する方法によれば，救急搬送された患者の家族について，さまざまな視点で書かれた文献を読むことができます。また，家族の心理状況として，心理学系の分野で多くの雑誌が掲載されていることが分かります。これらの文献を合わせて，テーマに沿った考察を深めることができます。

D 集めた文献を管理する

　集めた文献を PC で整理し，管理することができます。そのための文献情報管理ツールとして，さまざまなソフトが開発されています。ここでは RefWorks を紹介します。

　データベースなどで検索した学術情報や研究成果などを取り込む（インポート）か，または自分で収集した学術情報を入力して保存し，自分だけのデータベースを作ることができます。保存したデータは編集して管理することができ，蓄積データの検索も可能です。また，保存したデータから適切な形式の文献リストを作成することも可能なので，学術研究や論文の作成に役立ちます。

1）接続・ログイン方法

　①アドレスを入力する。

　②大学図書館ホームページから［RefWorks］を選択する（**図8**）。

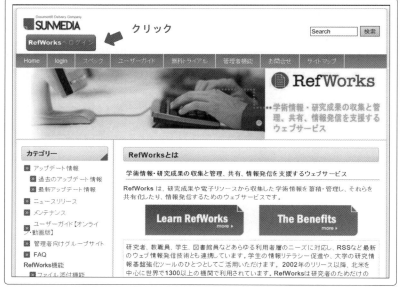

図8

　③RefWorks トップページで［RefWorks へログイン］をクリックし，ログイン名・パスワードを入力してログインします（**図9**）。

2）参考文献の作成

　取り込んだ文献情報から選択したものを，希望する参考文献リストの形式で出力することができます。

3）文献情報の作成

　エクスポート機能の無いデータベースなどからは，直接 RefWorks へ文献情報を取り込むことができないので，文献情報の作成画面へコ

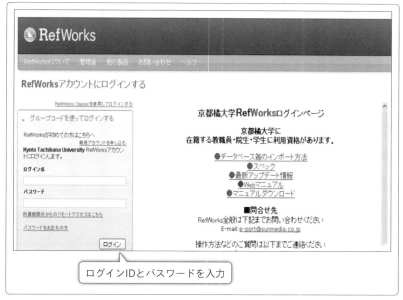

図9

ピーした情報を貼り付けます。

　また，文献情報の作成画面へ，これまでに収集した文献情報や，文献から入手した文献情報などを入力して保存すれば，データベースから取り込んだ情報と一緒に管理することができます。

※著者名やキーワードなどを複数入力するときは「；」（半角セミコロン）で区切ること

4）文献の管理

　集めた文献は，いつでも読み返すことができるように整理・管理しておきましょう。その時のレポートに役立つものだけではありません。自分がどのように知識を増やしていったかという証になります。皆さんが勉強する看護学は，知識の積み重ねです。この先，勉強を進めるにつれて，必ずまた集めた文献を読み返す機会が出てきます。その時に役立つと思います。

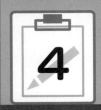

文章の読み方・まとめ方

第1編　スタディ・スキル

学習日

A　20　年　月　日　　20　年　月　日　　20　年　月　日　　20　年　月　日
B　20　年　月　日　　20　年　月　日　　20　年　月　日　　20　年　月　日
C　20　年　月　日　　20　年　月　日　　20　年　月　日　　20　年　月　日
D　20　年　月　日　　20　年　月　日　　20　年　月　日　　20　年　月　日

文章を読むことは幼いころから行ってきたことだと思います。大学でも多くの文章を読みますが、その文章はもしかしたら今まで読んだこともない、難解な文章であるかもしれません。さらに、それをまとめ、知識を深めるといったことも行います。したがって、文章を読む力や書かれている内容を理解してまとめる力が必要となります。大学での学びをより深いものとするためにも、読み方やまとめ方を習得しましょう。

A　文章の読み方

　私たちは生活していく中で様々な文章に出会い、それを読み、その内容から得られた知識をいろいろな場面で活用しています。

　大学生活の中でも、多岐にわたる領域の文章に出会うことになります。たとえば、何百頁もあるような専門書であったり、看護に関する研究論文であったり、または病気を体験した人の手記であったり、糖尿病の方の日常生活を指導するためのパンフレットであったり、いろいろな種類の看護に関連したものや、看護以外の学問領域に関する文章を読むことになるでしょう。

　もちろんそれだけではなく、大学に入る前と同様に小説や雑誌などにも触れることが多いのではないでしょうか。さらに最近では、そのような本や雑誌ではなく、SNSの中で、様々な形の文章を読むことのほうが多くなっているかもしれません。

　どのような形であれ、私たちは生活をしていく中で出会った文章から、何かを感じ・学び、それを日々の生活の中に取り入れています。そう考えると、文章を読むことは、本を読むということだけではなくて、日常的に、非常に身近に行っていることがわかります。

1 読書とは

それではここから，読書について考えてみましょう。

小学校から高等学校までは必ず教科書が使われ，その教科書の内容に沿って授業が進められ，多くのことを学んできたことでしょう。教科書に書かれている内容は，その学ぶ内容によって異なり，たとえば，算数（数学）の教科書には，公式の説明やそれに関連した問題の解説が書かれていたと思います。授業ではまず公式の説明や問題の解き方について説明を受け，その後実際に練習問題を自分で解いてみるといった形で進められていませんでしたか。

そして，読書というと国語の授業を思い出しませんか。国語の授業の中では，物語を読み作者の思いや登場人物の思いを考えるなどをしたと思います。さらに夏休みの宿題として，課題図書を読み読書感想文を書くということを体験しませんでしたか。中には苦手だった体験として記憶に残り，読書をすることに対して，抵抗を感じる人がいるかもしれません。しかし，看護を学ぶ上で読書は非常に重要なことであり，それは看護をするために必要な知識を得るために専門的な本を読むということだけに限りません。

看護職は，様々な年齢でいろいろな人生体験をした方とコミュニケーションをとりながら，看護を行いますので，看護に関連する知識だけでなく，一般的な教養も必要ですし，相手の思いによりそうことができる感性も必要になります。そして，この教養を豊かにする方法や感性を磨く一つの方法として，読書は重要な役割を果たします。高等学校までに体験した文章の読み方を活かしながら，大学生活の中でも積極的に文章を読むことに挑戦しましょう。

2 読書の方法

さて，読書には大きく分けて3種類の方法があります。その3つとは，鑑賞，速読，批判的読書となります。

1）鑑賞

鑑賞とは，楽しみとして本を読むということです。趣味は読書という方や，本を読むのが好きといった方の多くは，この鑑賞という方法で本を読んでいます。どのような本を読むのかは人によって様々です。推理小説のような娯楽的なものを読み気分転換をしたり，文学書を読みその中から人生訓を得たり，自分自身が生きていくための手掛かりをその中から見出す人もいます。さらには哲学書や歴史書を読んで，物事の意味をより深く探求していく人もいます。このように鑑賞という読書方法は，その人の人生を豊かにするための方法として，大いに役立つものとなります。

2) 速読

2つ目の速読という方法ですが，これは通覧速読といわれることもあり，あるテーマに関する本や論文，そして資料などにざっと目を通す方法です。この方法は，本を読むときに，書かれている内容を大まかに把握するときなどにも使われますが，課題のレポートを作成するときや，看護研究をするときの文献検討などでもよく使われる方法です。ある課題に関連した本や論文そして資料を集め，その中から必要な情報を系統的に拾い集め，その課題に関連した情報を整理するのに適した方法です。

3) 批判的読解

そして3つ目の批判的読解という方法ですが，これは特に論文などを読むときなどに重要な方法です。この読み方は，書かれている文章が，妥当なものと言えるのか・そうとは言えないのか，価値のあるものなのか・価値があるとは言えないものなのか，などを検討するものです。批判的な読解をするためには，書かれている文章に関連した知識などをしっかりと持っていることも必要となります。大学生活では，特に速読や批判的読解ができる能力が必要となってきます。

3 看護学生にとっての読書

では，看護学生としてどのように文章を読む，いわゆる読書をすればよいのかということについて，もう少し具体的に考えてみましょう。教養や感性を磨くための文章の読み方は鑑賞が一番適している方法ですが，この方法に関しては高等学校までにも学んできたと思いますので，ここでは速読や批判的な読解方法を用いた，専門的な本の読み方について説明をしていきます。

専門的な本には，特定の専門分野に関する事柄の説明や解説，そして報告などが書かれています。非常に沢山の種類の本がありますが，先ずは最低でも教科書は読むようにしましょう。教科書は，授業を担当する教員が指定し，授業内容に関連した本が用意されています。授業内容に則しているので，最も手軽に使うことのできる本となります。

講義を聞いたり，本を読んでも，理解できないことがあった場合や，さらに詳しく知りたいと興味や関心を持った場合は，関連した専門書を探して読むことになります。特に演習系の授業では，テーマに沿って自分で調べてみるといった機会も多く，学生自身が関連した本を図書館などで探して，読むということも必要となってきます。

具体的な図書の選び方などについては以降の章で説明されていますので，自分自身が探したいと思った本の基本的な選び方と，その読み進め方について，説明をしていきましょう。

B 本の選び方

1 書名の確認

　まずは,当たり前のことですが,読む本のタイトル(書名)を確認してみましょう。タイトルを見れば,その本は何について書かれているのかがわかります。1年生時は,一般的に解剖学,生理学,生化学,病理学などといった基礎医学系の内容を学びますが,科目名としては,「人体の構造と機能」や「疾病の成り立ちと回復の促進」等の名前が使われることが多くあります。

　このような授業に関して,もう少し詳しく調べようと思ったとき,科目名と同じタイトルの本がある場合もありますが,ないこともあります。このような場合は,まず授業シラバスを確認しましょう。「人体の構造と機能」の授業シラバスには,おそらく解剖学と生理学に関する授業であるという授業概要の説明や,「体を支える骨格系」「体を動かす筋系」などといった授業内容が書かれているはずです。

　したがって,この授業に関連した本を探すときは,「人体の構造と機能」「解剖学」「生理学」などのタイトルの本を探すことになります。このように科目名と,関連した本のタイトルが一致していないこともあるので,シラバスで授業内容を確認したり,シラバスに書かれている参考図書を確認したりすると,調べたい本を探すことができます。

2 目次の確認

　次に,目次を読んでみましょう。目次に目を通すことで,その本に書かれているおおよその内容を知ることができます。タイトルを見て本を選んでも,目次を見ると調べようと思っていた内容が書かれていないこともありますので,本を選ぶときにはタイトルだけで選ばず,目次を見ることが大切になります。

　教科書の場合は,目次で授業がどのように進められるかが,わかることもあります。本によっては,前半に概論が書かれ,本の後半に各論が書かれるといった構成のものもあります。このような本を読む場合,知りたいことを大まかに調べたいと思ったときは概論の部分を中心に読み,詳しく調べたいと思ったときは各論の部分を中心に読むと,効率よく調べることができます。

　そしてもちろん,目次は調べたい内容がどこに書かれているのかを探すときに,役立ちます。索引から検索する場合もありますが,調べたい内容が広い範囲の内容の場合には,目次を見て,何章に書いてあるといった形で探す方が,効率よく調べることができます。このように目次を見ることは,本の内容を大まかに知るためや,調べたいこと

がどこに書いてあるのかを知るために，大変役に立ちます。

3 はしがきの確認

　最後に「はしがき（序文）」を読んでみましょう。「はしがき」には著者や編者が誰を対象としてその本を書いたのか，そして何を一番知ってほしいと思っているのかなど，本を書いた目的などが書かれており，この本にはどの程度の難しさの内容が書かれているか，などを予測できることも多くあります。

　たとえば，最近では，医師が書いた専門書であっても，医師だけを対象とせず，看護師を含めた様々な専門職を対象とした本も見られるようになっています。このような本の「はしがき」では，『チーム医療にかかわる様々な職種がその専門の壁を越え共通理解をして，患者さんと関わることができるように……』といった内容が書かれていることもあります。この場合には，どのような職種の人が読んでもわかるよう，図や表などが多く用いられるなど，わかりやすく工夫して書かれていることも多いです。

　看護の勉強をするときには，看護学概論や○○看護学といった，看護職が中心となって書いた看護の専門書だけでなく，疾患の病態生理や治療に関して詳しく書かれている，医学書を読むことも必要となります。難しい言葉で書かれている，医学書を読むのは苦手という場合には，このように多職種を対象とした医学書を選んで読むと，病態生理や治療が理解しやすくなるでしょう。

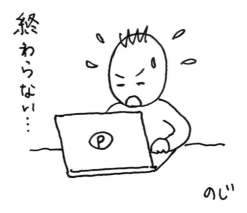

C 本の読みすすめ方

1 まずはひととおり読む

　さて，タイトルや目次，そして「はしがき」を読み，本のおおよその内容を理解したところで，実際に本を読み始めます。

　看護の専門書の中には，看護独自の専門用語から，心理学で使われる専門用語，そして医学で使われる専門用語など，様々な専門用語が使われています。読もうと思った本の頁数が少ない場合には，わからないと思った用語を一つずつ丁寧に調べながらその本を読み進めても，内容を理解しながら読み切ることができます。

　しかし，看護の専門書は頁数も多く，初めて見る用語も多く含まれます。したがって，生まれて初めて専門書を読む学生が，わからないと思った用語を一つずつ調べ，内容を理解しながらすべてを読み切ることは，簡単にはできません。さらに専門書の中には英文の翻訳などもたくさんありますが，これらには普段使われないような用語が書かれている場合や，原文に忠実な文章であると，書かれている日本語自体がわかりにくい場合もあり，このような本を理解しながらすべてを読むことには，かなりの努力が必要となります。

　このような場合，もちろん，わからない用語を一つずつ丁寧に調べ，理解しながら良いすすめることができればいいのですが，そのためには，かなりの時間を費やすことにもなってきます。では，どうしたらよいのでしょうか。

　まずは，ひととおり本全体に目を通すことを目標にしましょう。書いてある用語や内容がわかってもわからなくても，最後まで読んでみましょう。また，看護の専門書を読むとき，いきなりその本1冊を全部読まなくても，章ごとに内容が区切られているので，まずは一つの章をとにかく読んでみましょう。このように一つの章を読む場合は，最低2回読むことを目標にしてみましょう。そして読んだ章には，全体を通しどのような内容が書かれているか，そして自分にとって難しい文章が書かれているかなどを感覚でいいので使うことを目標にしましょう。

1）わからない語に印をつける

　1回，2回と読んでいる途中で，わからない漢字や用語があった場合，そこでつかえてしまい，読むのをやめてしまうのではなく，その部分に印をつけながら，とにかく最後まで読み続け，その文章の 大意 を把握しましょう。わからない漢字や用語の意味は，その文章の前後を繰り返し読むとその前後の 文脈 などから，なんとなくわかることもあります。2回目を通して読んでみてもわからない場合は，辞書を

大意
大体の意義。あらまし。おおよそのわけ。

文脈
物事・情報などが埋め込まれている背景・状況のこと。文と文の続きぐあい，「もの」と「もの」との続きぐあい。

使って用語の意味を調べたり，漢字の読み方を調べたりするようにしましょう。わからないことをそのままにしておくことは，やめましょう。

　これを何度か繰り返しているうちに，自分自身のボキャブラリーも増えていくので，頻繁に使われるような用語であれば，調べなくてもわかるようになっていきます。そうすると，わからない漢字や用語が少しずつ減っていき，文章を読むことにも慣れ，早く読むこともできるようになります。これは何度も積み重ねることが重要ですので，最初は大変ですが，だんだん楽になると信じ，あきらめずに丁寧に読むようにしましょう。

2）接続語に注意して読む

　また，初めて文章を読むときに，わからない漢字や用語に印をつけましょうと前述しましたが，もし余裕があったら，文章と文章の間にある，接続語にも注意を払ってみましょう。その接続後に，わからない漢字や用語につけたものとは違う印をつけることができると，文章の流れ全体を理解できるようになります。

　たとえば，結果が書かれている文章の前には「したがって」や「だから」などの接続語が書かれています。逆説が書かれている前には，「しかし」「ところが」などの接続語が書かれています。追加が書かれている前には，「また」「そして」などの接続後が書かれています。

　これはほんの一例で，これ以外にもさまざまな接続語があります。このような接続語に注目しながら文章を読むと，文章の流れが理解しやすく，速読する場合も，どの文章が大切なのかなどを判別しやすくなるため，接続語についても学習をし，その種類や意味を理解しておきましょう。

2 内容を理解しながら読む

　さて，これまでは文章に書かれている内容をひととおり読み，大体の内容を理解することを説明しましたが，ここからは，より文章を深く理解する方法について説明していきます。

1）大切と思ったところに印をつける

　ここまでの文章の読み方では，読んでいる最中に，わからない漢字や用語に印をつけることや，接続語に印をつけることを説明しましたが，その次は，「大切だなぁ」と感じたところに印をつけながら，もう一度じっくりと読むことを行います。この後に再度その文章を読み返すときには，それまでにも何度か文章全体を読んでいるので，印をつけたところを中心に拾い読みしていけば，文章の内容は理解できるようになります。

このとき，「大切だなぁ」と感じられないと，文章の中に印をつけることはできません。また「大切だなぁ」と感じられても，あれもこれも大切だと感じる場合は，大切な部分を選ぶことができず，文章の大部分に印をつけることになってしまいます。そうなると，この作業自体が無駄になってしまいますので，丁寧に大切なことを感じとり，その部分に印をつけていくことが，文章全体を理解するためには重要になります。

　文章自体の構成がはっきりしているもの，たとえば最初に結論が書かれ，その後の文章には，その結論に至った経緯が書かれているものや，問題提起の後にその問題を解決に導く経過が書かれ，最後に結論が書かれているものがあります。このような文章の場合には，結論がわかりやすく，大切なことを見つけることが容易になります。

　しかし文章によっては，様々なところに結論が書かれていたり，結論が書かれていなかったりすることもあります。このような場合は，特に読む側の方が，集中して読み込んでいかないと，大切なことを見落としがちになり，文章の内容を理解することが難しくなってしまいます。それぞれの文章の特徴を理解した上で，文章を読み進めていきましょう。

2) 見出しに注意する

　文章の中には，それぞれの文章の最初に「見出し」が書かれているものもあります。「見出し」は，この後に書かれている文章の内容を理解する手掛かりとなりますので，この見出しにも注目をしましょう。そして文章を読むときには，「いったい何が書かれているのだろう」「ここに書かれていることはどういうことなのだろう」などといった疑問を持ちながら読んでみましょう。そうして，内容を推測しながら読むと，文章は理解しやすくなり，大切なことに気づきやすくなります。

3) 文章間の関係を読み解く

　そして，最初に読んだときに印をつけた接続語に注目し，文章と文章の関係を読み解いてください。そうすることで，文章の中で主張されていることが，徐々にはっきりとしてきます。このようなことを繰り返していくと，はじめは何が書かれているのかわからなかった文章でも，最後には理解ができるようになります。

4) 音読する

　具体的な文章の読み方について，説明してきましたが，それでも文章を読むことが苦手な人は，文章を読むとき声を出して読む「音読」に挑戦してみましょう。

　音読するということは，書かれている文字を見て，それを何と読む

か判断し声に出すという作業をすることになります。この作業は、文字の読み方を判断する能力と、それを声にする能力の2つの能力を使うために、頭の準備体操にもなるといわれています。これを続けると、本を早く読めるようになったり、会話の中で専門用語が自然に話せるようになったり、文章の表現力が高まったりと、たくさんの効果が期待できます。

大学の授業の中で、文章を音読するといったことは、ほとんど経験しないかもしれませんが、文章を読む能力を向上させたいと思う人は、自己学習をするときなどに、ぜひ音読に挑戦をしてみてください。

5) 文章や文を読む上での「わからない」、「わかる」、「よりわかる」

理解を深める読み方をしていて、「わからないな」、「わかった」、「初めより、よりわかった」と感じながら読んでいくかと思います。「よりわかる」を目指して文章を読んでいくうえで、「わからない」や「わかった」とはどのような状態なのでしょうか。

「わからない」「わかる」「よりわかる」に関する知見のまとめ

> ①文章や文において、その部分間に関連がつかないと、「わからない」という状態を生じます。
> ②部分間に関連がつくと、「わかった」という状態を生じます。
> ③部分間の関連が、以前より、より緊密なものになると、「よりわかった」「よりよく読めた」という状態になります。
> ④部分間の関連をつけるために、必ずしも文中に記述がないことがらに関する知識を、また読み手が作り上げた想定・仮定を、私たちは持ち出してきて使っています。

(西村, 2009)

「わかったつもり」から「よりよい読み」への進展過程

① 「わかったつもり」の状態
② 新たな文脈による、部分からの新しい意味の引き出し
③ 引き出された意味による矛盾・無関連による「わからない状態」
④ 新たな無矛盾の関連づけによる「よりわかった」状態

(西村, 2009)

看護の教科書などを読み進めていく際に、「わからない」と感じるかもしれませんが、それは用語と用語の関連、部分間の関連がついていない、もしくは文脈がわからないことも一因かと思われます。用語の意味を調べ関連づけられたり、知識が増え文脈をとらえられるようになったりすると「わかった」という状態に到達するでしょう。

しかし、「わかった」状態になっても、「わかっている」けれど「大雑把」、というのが私たちの一読後の状態です。よりよく読む必要があるときには、この状態から抜け出さなければなりません。「わかったつもり」という状態が、「読み」を深めるための大きな障害になります。自分は「わかっている」と思っているけれど、「わかったつもり」の状態にあるのだ、と明確に認識しておくことが必要です。丹念に文章を読み込み、「なぜそうなるのだろうか?」といった"矛盾"や"無関連"といった違和感がみつかると、それが次の「よりよくわかる」ためのきっかけとなります。根気強く「読み」を深めていきましょう。

D 文章のまとめ方

1 要約とは

　さて，ここからは文章のまとめ方について説明をしていきましょう。読んだ文章の内容の要点をまとめることを，要約といいます。要約は，単に元の分を短くまとめたらいいというものではなく，元の文の中に書かれていた文章を，自分なりに分析して，文章の意味を正確に理解することが必要になります。さらに書かれていた文をそのまま使うのではなく，自分の言葉に置き換えることができると，文章から学んだことを，自分自身の意見として活用することもできるようになります。そして，この書かれている文章の内容を正しく理解し，それを自分の言葉で表現できるという能力は，看護職として働くことになったとき，患者さんやそのご家族の思いを理解し，その方が必要としている看護を実践することにも大いに活用できます。

　ただし，このような要約ができるようになるためには，文章を読む力が最低限必要となります。文章を読んで内容が正しく理解できないと，要約はできません。したがって，要約が苦手という人は，文章を読む力が不足しているということになりますので，そのような人は，まず文章を読む力を鍛えましょう。そして文章を読むことができるようになったら，文章を要約するということに取り組んでみましょう。

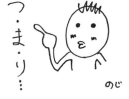

2 要約の方法

　文章のまとめ方である要約について説明しましたが，実際に非常に長い文章を短い文章に要約するためには，いくつかの段階を踏む必要がありますので，ここからはその具体的な方法について説明をしていきましょう。

　最初に文章をすべて読み，その中から「大切なこと」を読み取ります。

　これがその文章の話の中心となります。そして，原文の中から必要な部分を残して，他の部分を削っていくという作業を行います。削っていく部分としては，前置きや具体例，説明や繰り返し書かれているところなどが挙げられます。そして残していくものは，意見や主張，まとめなどが挙げられます。実際に要約をする際には，接続語が前後の文章の関係性を示すものであることや，著者が強調したいことは何度も書かれているということを意識します。

　また，要約をする際に文字数が指定されている場合には，その文字数を守ることも大切なことになります。このようなことを頭に入れて，実際の作業へと移っていきます。

パラグラフ
文章の段落，または節。

　長い文章の要約をする場合に基本となるのは，パラグラフになります。パラグラフごとに，その中に書かれている中心的な主張に下線を引くなど印をつけます。同時にその主張の理由や証拠になる部分が書かれていたら，その部分にも印をつけます。またそのときに，書かれていた主張に同意ができるかできないかなどについても，印やコメントを書き込んでおくと，最後のまとめがしやすくなります。

　文章全体を読み終わったら，それぞれのパラグラフの中に書かれていた主張とその理由を書き出していきます。そして，文章全体の構成をパラグラフとパラグラフの関係性に注目しながら分析し，全体の論旨からそれていると思われるパラグラフは削除しながら，書き出した文章をどのような順序で構成するのかを考えます。最終的に，書き出した文章を自分自身の言葉で書き直し，文章の体裁を整えることで要約は終了します。

　この章では，文章の読み方とまとめ方を説明しましたが，大学での講義については予習や復習を自主的に行うことが重要であり，そのため自ら図書館に足を運んで，様々な専門書を読むということが必要となります。そのときに，難しい本だからといってあきらめずに，最後まで読むという努力をしていくことが，その後の看護をする上での基礎的な知識を獲得することにつながります。また，専門書だけでなく，様々な本に触れることは，看護職として働く人としての豊かさにも関わっていきます。ぜひ大学生活の中でたくさんの本に触れ，教養と感性を備えた看護職として将来活躍できるよう頑張ってください。

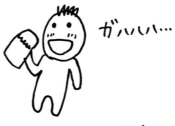

❹ 文章の読み方・まとめ方

✓ 本文での説明にしたがい，以下の文章を要約するとしたら，どうすればよいでしょうか？

> 　看護という仕事とはいったい何をする職業なのでしょう。病気の人の世話をする人，病気の人を助けてあげる人，といったことが一般的なイメージかもしれません。実際にはどうでしょうか。
> 　ナイチンゲールが看護を「患者の生命力の消耗を最小限にするように生活環境を整えること」と説明しているように，看護は対象となる人が持っている力を最大限発揮できるように援助をすることです。したがって，看護をする場合には，対象となる人がいったいどのような人で，何を必要としているのかを理解し，直接手をかしたり，直接手はかさず側でそっと見守ったりということを行います。

50 字以内で要約してみましょう。

要約例

> 看護とは，対象が持っている力を最大限発揮できるよう，対処にとって必要な援助を行うことである。

文献
- 学習技術研究会(編著)：大学生からのスタディ・スキルズ　知へのステップ，第3版．p29-53，くろしお出版，2011．
- 佐藤智明・矢島彰・安保克也(編)：新編　大学学びのことはじめ　初年次セミナーワークブック，ナカニシヤ出版，p47-51，2011．
- 佐藤望(編著)：アカデミックスキルズ　大学生のための知的技法入門，第2版，p77-94，慶應義塾大学出版会，2012．
- 西村克彦：わかったつもり　読解力がつかない本当の原因，p34-35，p168-179，光文社新書，2009．
- 松本茂・河野哲也：大学生のための「読む・書く・プレゼン・ディベート」の方法，p4-43，玉川大学出版部，2007．

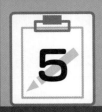

プレゼンテーション・スキル

第1編　スタディ・スキル

学習日

A　20 年 月 日　20 年 月 日　20 年 月 日　20 年 月 日
B　20 年 月 日　20 年 月 日　20 年 月 日　20 年 月 日
C　20 年 月 日　20 年 月 日　20 年 月 日　20 年 月 日
D　20 年 月 日　20 年 月 日　20 年 月 日　20 年 月 日

> プレゼンテーションには相手に理解してほしい‼　という伝えたい気持ちがとても大切です。その気持ちがあれば，十分な準備とリハーサルを経ることで，素晴らしいプレゼンテーションになります。

A　プレゼンテーション

1　プレゼンテーションとは

　プレゼンテーションとは，広辞苑によると「会議などで，計画・企画・意見などを提示・発表すること」と書かれています。しかし，人に提示や発表して，伝えることだけがプレゼンテーションとは言えません。相手に自分の持っている情報を伝え，相手に行動を起こさせたり，変化させたりすることです。プレゼンテーションは新商品の提案や各種説明会，入社試験だけでなく結婚のプロポーズなど私たちの生活のあらゆる場面でよく行われています。そのため，ただ一方的に伝えることが効果的とは言えません。相手の理解を得られるよう整理し，しっかりとした計画を立てる必要があります。そうでなければ相手の行動に変化を与えることはできません。

　看護職者を目指すみなさんも，働きだすと多くのプレゼンテーションを行うことになります。臨床現場で，自分が考えた援助計画を他のスタッフに発表したり，患者さんに対して実施する看護の提案をする形のプレゼンテーションを行ったりします。また，看護研究などを学会で発表することもあるでしょう。大学でしっかりとしたプレゼンテーション・スキルを身に付けておくことは，将来のキャリア形成において，とても役に立つと言えます。

✅ 結婚のプロポーズは,相手に何を伝え,どんな行動を起こしてもらうプレゼンテーションか考えてみよう。

相手に期待する行動

伝えるべき情報

2 目的

　プレゼンテーションの目的は,上述した通り,相手に情報を伝えて,行動を起こさせることです。そのため,はじめにプレゼンテーションの目的を明確にしておくことが大切です。つまり,相手にどんな行動を起こさせたいのかをはっきりと考えておきましょう。結婚のプロポーズであれば,相手に「この人と結婚したい」「この人と結婚したら幸せになれる」と思わせて,結婚の承諾を得ることが目的となるでしょう。それに向けて,どんな情報をどんな方法で伝えれば良いか,考えることができます。目的はプレゼンテーションの計画を練るうえで,重要な道標となります。

　大学では,ゼミや演習系科目において,与えられた課題や自分の興味のある事象に関して調査を行い,他の学生や教員の前でプレゼンテーションを行うことが良くあります。その場合の目的では,段階に応じて①文献や資料を要約して紹介する,②文献や資料を分析して発表する,③新たな提案や問題提起を行う,と進めることができるでしょう。

3 意義

　プレゼンテーションの意義にはどのようなものがあるでしょう。自分が調べてきたことや考えていることを相手に伝えることによって,意見を共有することができ,議論を深めることができます。それにより,調べた内容をさらに充実した内容にすることができます。プレゼンテーションを行うには,多くの準備が必要です。その過程において,自分で発表内容を整理できたり,さらに理解を深めたりすることになります。また,プレゼンテーションとその後のディスカッション,あるいは質疑応答を通して,より深いテーマの理解につながったり,新たな視点に気付いたりすることもあります。

B 基本的なスキル

プレゼンテーションの目的を明確にすることが出来たら，準備をしていきましょう。準備では，相手に伝えたいこと，内容の価値がしっかり伝わるような構成が必要になります。

1 プレゼンテーション全体の構成を考える

全体の構成を考えるときには，5W1Hを意識すると，内容を組み立てやすくなります。一番大切なことは，相手は何を求めているかを，相手の視点になって考えることです。

1) Who（誰に）

伝える相手がどのような背景を持った人に対してなのか，考えましょう。例えば，年齢は何歳ぐらいの人を対象にしているのか，プレゼンテーションをする内容について，どれくらい知っているのかを考えましょう。年齢やこれまでの生活背景，予備知識の程度などによって，発表内容や発表の情報量，資料の使い方を変える必要があります。

生活習慣病に関する発表を医療従事者ではない人に行う場合，医療専門用語を使いすぎると伝わらないことがあります。また，授業などの課題発表であれば，相手は教員であり，プレゼンテーションの内容が評価につながることがあります。その場合は，その課題の目的や達成目標を意識した発表にすることが求められるでしょう。このように伝える相手がだれかによって，発表内容は大きく変えなければいけません。

2) What（何を）

プレゼンテーションで何を伝えたいのか，わかってもらいたいのかを1つまたは2つくらいに絞る必要があります。自分たちが調べてきたことをたくさん伝えたい気持ちはありますが，あれもこれもと盛り込むと焦点がぼやけたり，決まった時間内にたくさんの情報を盛り込むので，一つ一つ理解できないまま次の話題に進むことになります。そしてプレゼンテーション終了時には，聞き手が「結局何が言いたかったんだろう」ということになり，プレゼンテーションの内容がほとんど残っていないということになります。プレゼンテーションの核，何が言いたいのか（What）なぜ重要なのか（Why）を常に意識することが大切です。

3) When（いつ，どのくらいの時間で）

プレゼンテーションの時間はどれくらいか確認をしておきます。決められた時間の中で，プレゼンテーションの構成を組み立てて，スライドの枚数などを決定します。複数のプレゼンテーションが行われる

のなら，発表順はどのようになっているのか，自分が何番目に発表するのかも確認しておきましょう。

4) Where (どこで)

　どのようなプレゼンテーションを行うのか，聴衆の人数はどれくらいか，聞き手の距離はどれくらいか，スクリーンは前方中央だけか，あるいはそのほかの場所にも画像がみられるモニターが設置されているのかなど確認します。また，プレゼンテーションに使える機器はどのようなものが使えるか，マイクを使うのか，パソコンは持ち込んで使用するのか，用意されているパソコンを使う場合はインストールされている PowerPoint のバージョンも確認しておくことが必要です。バージョンによって文字の大きさや書体などの書式設定，図表の形が変化します。あらかじめ調べておき，早めに会場に行って試写することも大切でしょう。

5) Why (なぜ)

　なぜそのようなテーマを発表しようと考えたのかを簡潔に聞き手に伝えましょう。発表の意図が分かりやすくなります。

6) How (どのように)

　どのような資料を用いて，どのような見せ方をすると，伝えたいことが伝わるかを考えましょう。文字だけでなく，画像やグラフなどを使ったり，動画や音声を使用したりする工夫も大切になるでしょう。

❺ プレゼンテーション・スキル

PowerPoint
Microsoft 社が開発したプレゼンテーション用ソフト。スライドの作成から，スライドショーを用いた発表までスムースに行えるため，プレゼンテーションには欠かせないものとして広く普及しています。

✅ 自分の興味のあるテーマについて，5W1H の視点で考えてみよう。

テーマ
Who
What
When
Where
Why
How

2 プレゼンテーションの展開を考える

発表時間を踏まえて、どのような流れでプレゼンテーションをするか考えます。基本的な構成として、①起承転結の順で話す、②結論を最初と最後に話す、の2つの方法があります。どちらかの方法かを決めて、話す分量を配分します。①であれば「起・承・転・結」の各部分に何分配分し、スライドは各部で何枚使用するかを決めます。

①起承転結で話す

聞き手に入る情報の順序が良く、スムースな理解が期待できます。その反面、最初から最後までしっかりと聞かなければ、伝えたいことが伝わりません。起承転結以外にも、英文で用いられ三部構成から成るパラグラフライティングや学術論文の典型的な構成である IMRAD 形式 などがあります。

②結論を最初と最後に話す

聞き手の集中力を意識して、冒頭で重要な結論を話し、途中で集中力が切れていても、「最後に…」「まとめると…」などと切りだすと、また集中力が復活するものです。しかし、プレゼンテーションの冒頭で印象が決まりがちです。その後の興味などにも影響するため、最初に何を話すかは十分に練る必要があるでしょう。

3 使用するツールを考える

プレゼンテーションを行うためのツールとして、多くのツールが存在します。最近では、オンラインでさまざまなソフトがダウンロードできるようになってきました。ツールによって特徴が違うため、どのツールを使えば効果的な プレゼンテーション を行えるか考え、選んでいきましょう。

4 リハーサルを行う

プレゼンテーションはとても緊張するものです。しっかりと練習をして、臨みましょう。原稿を用意し、スライドや配布資料に合わせて何を話すかなど練習することで、良いプレゼンテーションを行うことができます。

IMRAD 形式
導入（Introduction）、方法（Methods）、結果（Results）、および（And）考察（Discussion）から成り、医学や看護学などの自然科学分野で多く用いられています。

主なプレゼンテーションツール
・レジュメなどの配布資料
・ホワイトボード
・ポスター
・OHP や DVD などの視聴覚教材
・Microsoft PowerPoint, Apple KeyNote, Prezi など

リハーサルの確認ポイント
・聞き取りやすい速度で話しているか
・わかりやすい用語を使っているか
・内容は理解しやすいか
・発表態度は良いか
・発表の時間配分は良いか

C 効果的に「伝えるスキル」

集めた文献や資料など自分の持っている情報を，効果的に伝える方法について見ていきましょう。

1 導入で関心をもたせる

導入で，自分のプレゼンテーションに聞き手の関心を引き付けることはプレゼンテーションでは大事な要素になります。「おもしろそうだ，聞いてみよう」と思わせるような導入を考えてみましょう。

2 呼びかけや質疑応答を入れる

一方的に話すプレゼンテーションの方法もありますが，途中で聞き手に問いかけることもあります。良いタイミングで「〜についてどう思いますか？」など考える時間を与えることで，自分のプレゼンテーションに入り込んでもらうことができます。また，発表後には質問を受け付けましょう。聞き手が質問をしてくれたら，まずは感謝をしましょう。

3 伝わる話し方をする

プレゼンテーションでは，ただ原稿を読むだけでなく，聴衆に話しかけるように発表する方が，正確に届くでしょう。原稿の棒読みは，聞き手の集中力を切らせます。話すスピードは，1分間に280文字程度とします。400文字では早口になり，もはや何を言っているのか頭に入らなくなります。これは単なる独りよがりの，言いたいことだけをとりあえず言っておこうという感じになります。プレゼンテーションの目的である，相手に行動を行わせることにつながることはないでしょう。

また，話す声の大きさや滑舌，話し方の抑揚にも気を配ります。明るく快活な声，聞き取りやすい発音，適度な抑揚，温かみを感じさせる声質などに，人は好意や魅力を感じます。逆に，暗く沈んだ声，聞き取れないほどの小さい声，こもる声，キンキン声，抑揚のない感情を感じさせない話し方などは，不快を与えます。

話しているときはどの部分を説明しているかを，ポインターを使って示したり，アニメーションを効果的に使ったりしましょう。スライドのどの部分が説明されているかわからなくなると，聞き手は話を聞くよりも，説明されている部分を必死に探そうとします。

4 不快を与えない姿勢や態度をとる

　発表者の身だしなみは，清楚で清潔感のあるものが，聞き手にとって良い印象を与えます。濃い化粧や派手な髪色，髪型は避けましょう。通常のゼミや授業の中であれば，普段通りの服装で良いでしょう。ただし，相手の注意が散漫してしまうほどの派手な服装やアクセサリーは避けた方が良いでしょう。一方，学外の人を招いて行うようなプレゼンテーションは，ややフォーマルな服装が必要になります。

　視線は，聴衆に向けるように努力しましょう。発表原稿ばかりに目を向けていては，相手の反応を確認することができません。

✅ 自分のテーマについて，効果的に伝える工夫を考えてみよう。

テーマ

聞き手に関心を持ってもらえる導入を考えてみよう

プレゼンテーションの中で聞き手に対する問いかけを考えてみよう

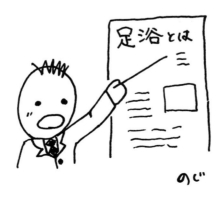

D 効果的に「見せるスキル」

集めた文献や資料など自分の持っている情報を，効果的に見せる方法について見ていきましょう。Microsoft 社の PowerPoint のスライドを使用してプレゼンテーションをすることで，効果的に見せることができます。スライドを作成するポイントを見ていきましょう。

1 背景

発表内容に合った背景を選ぶことは大切です。シャープなイメージで作ろうと思えば，背景はダークな色のスライドにする方が締まって見えます。明るく爽やかなイメージにしたいなら，白地や明るい色の背景にします（図1）。

背景となるテンプレートは，Microsoft Office のサイトでダウンロードができます。発表のテーマに合わせて選んでみましょう。

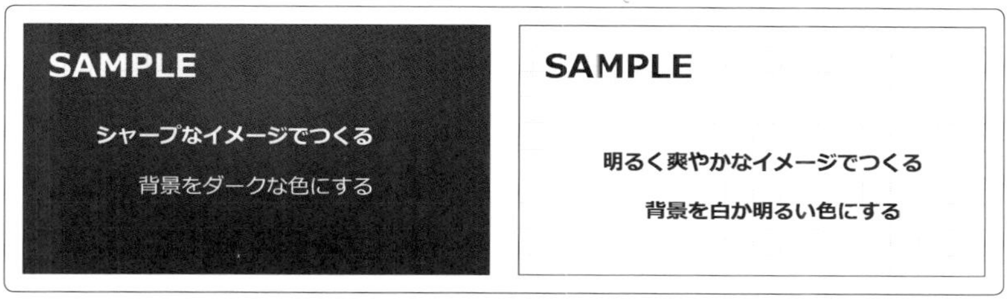

図1 スライド色の例：同じ文章でも与えるイメージが大きく変わります。

2 分量

文字の大きさは，会場の広さやモニター設置状況によって変わりますが，28 ポイント以上で，8 行ぐらいまでにしましょう。長い文章は読みづらいだけでなく，読むことに集中して口頭の説明を聞いてもらえないことに繋がります。スライドには，発表内容をまとめて箇条書きにしたものを示すようにし，長々と文章を載せることは避けましょう（図2）。

3 色

色はあまり使いすぎると，統一感がなかったり，大切な箇所が明確にならなかったりします。文字に使う色は，2〜3色程度にしましょう。黄色や淡いグリーンなど文字としては見えにくい色は，使わない方が無難でしょう。

4 アニメーション機能

注意を向けてもらうところや，ポインターで指す代わりに使用した

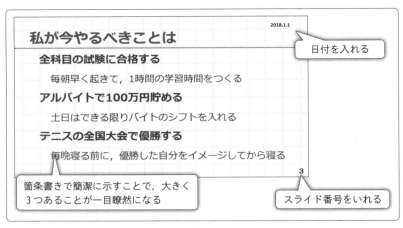

図2

り，関係のないところを消したりなど工夫ができます。ただし，アニメーションが多すぎると，動きばかりに目がいってしまい，内容が頭に入りにくくなることがあるので注意が必要です。

> **アニメーション**
> スライドの文字などに動きをつけることができる機能です。開始や終了，強調などさまざまな表現ができます。

5 スライド枚数

スライド1枚に1〜2分程度を目安にしましょう。短い発表時間に多くのスライドを入れてしまうと，画面が次々に変わり，聞き手がついてこれなくなります。

6 図表

画像やイラストを見せることでイメージがつきやすくなることがあります。また，データや数値を示す必要があるとき，表やグラフを使って視覚的に理解を促すことも大切です。たとえば，毎年の医療費をグラフで示すことで，医療費の総額だけでなく，どのような割合で増加しているかが分かります。また，医療費の総額と年次経過だけなら折れ線グラフで示せますが（**次頁図a**），年代別の医療費の内訳を合わせて示すときは，棒グラフにして棒の中を区分すると，年代別の増加率が分かってきます（**次頁図c**）。数値の伸び率に合わせて，縦軸の目盛りや幅なども調整していきます。このグラフで何を示したいかによって，グラフの種類や縦軸，横幅の目盛り，目盛りの示し方，強調の方法も変えていきます。次に，図・表のサンプルを示します。

【図のサンプル】

【折れ線グラフは変化を表すときに効果的です。】

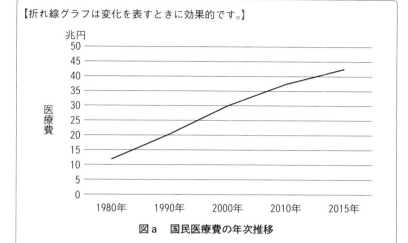

図a　国民医療費の年次推移

【棒グラフは量の比較を行うときに効果的です。】

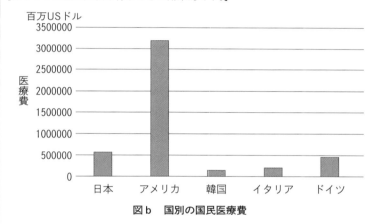

図b　国別の国民医療費

【総額と内訳をみることができます。また，折れ線グラフを同時に表記することで3つのデータを同時に見ることができます。】

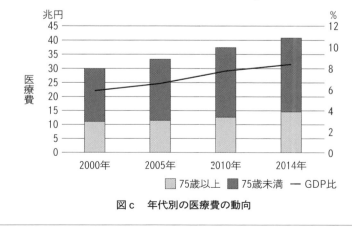

図c　年代別の医療費の動向

【表のサンプル】

表a　支店別売上高

		支店名			
		A支店	B支店	C支店	D支店
売上高 （万円）	4月	55	38	64	81
	5月	50	30	55	77
	6月	49	30	53	76
	7月	51	36	60	84
	8月	70	39	77	98
	合計	275	173	309	416

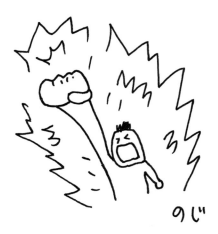

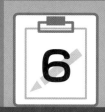

レポートの書き方

第1編　スタディ・スキル

学習日

A	20　年　月　日	20　年　月　日	20　年　月　日	20　年　月　日
B	20　年　月　日	20　年　月　日	20　年　月　日	20　年　月　日
C	20　年　月　日	20　年　月　日	20　年　月　日	20　年　月　日
D	20　年　月　日	20　年　月　日	20　年　月　日	20　年　月　日
E	20　年　月　日	20　年　月　日	20　年　月　日	20　年　月　日

レポートを書くということは，そのレポートのテーマについての，知識，理解，そしてテーマに対しての考え方を表すことです。そのため大学の授業では，皆さんの理解を深めたり，授業をまとめたりするために，レポート提出を求めることが多くあります。そのレポートの内容で成績評価が行われることもあるので，自分の考えが相手に伝わりやすいレポートを書くことが重要です。レポートを書く前に準備を整え，構成を考え，読みやすい日本語を使用して書く技術を身につけましょう。

A　レポートとは

1　レポートと作文や感想文との違い

　大学の授業の中では，レポート提出といった課題がよく出されます。ではレポートとはいったい何でしょうか。レポートとは，あるテーマに沿って，実際に体験したことや図書などを使って調べた事実を整理し，それに関して根拠に基づく自分の意見をまとめた報告書です。これは，個人ノートや友人にあてたメールなどとは違い，大学の教員に提出する正式な文章となります。大学の教員は，出されたレポートを読み，その内容から学生の理解度などを確認して評価をし，成績をつけることになります。したがってレポートを書くときには，読む相手のことを考えながら書く必要があり，筋道がわかりやすい構成となっていなければなりません。

　これまでも，自分が考えたこと，読んだ図書の感想，旅行での経験などを文章でまとめたことがあると思います。これら自分の主観を中心に書いている文章は，作文や感想文と呼ばれます。

　たとえば次の児童虐待に対する〔A〕と〔B〕の文章を読んでみてください。

A：児童虐待が多くなっていることは，恐ろしいことだと思います。私は，子どものことを虐待する親の気持ちが理解できません。もっと子育てを助けて，虐待が少しでも減っていくことを願っています。

B：児童相談所における児童虐待相談対応件数は，年々増加し平成28年度は122,578件となった。児童虐待防止の様々な対策が取られているが，その効果は表れていない。児童虐待を防止する為，さらなる子育て支援を行っていく必要があると考える。

〔A〕は，文章を書いた人の思いだけが書かれている文章です。しかし〔B〕では客観的なデータをもとに，文章を書いた人の意見が書かれています。これが感想文とレポートの違いになります。

レポートには少なくとも３つの要素が含まれます。①このレポートの課題，問題設定，②その課題や問題に対するあなたの考え，結論。③あなたの考えや結論の正確さを裏付ける根拠。この３つの要素を書くことができているかを常に確認していきましょう。

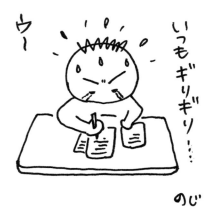

B テーマ設定と構成

　レポートを求められる時，課題が提示されます。提示する方法は，主に2通りです。1つは「救急車は緊急時に使う手段です。緊急時以外に使用してはいけない理由はなぜか」といったように，すでに問いが立てられているものです。この場合は，3つの要素の①問題設定，②結論の2つが示されていますので，③根拠を中心に調べて，提示された問いに答えるように書いていくことが必要となります。

　もう1つは，テーマのみを提示される場合です。例えば「ノーマライゼーション」というテーマが与えられたとします。このようにテーマのみが与えられた場合，なぜこのテーマが与えられたのか，このテーマの問題設定，つまり「何を考えないといけないのか」「何が問題となっているのか」ということを考える必要があります。

1 テーマについて調べよう

　まず，テーマの ノーマライゼーション という言葉の意味を知ることが必要です。言葉の意味，もしくは定義を知ることは大切であり，レポートを書く上での準備として必要なことです。しかし，これだけでは「何を考えないといけないのか」という問題設定にはなりません。

　大学で求められるレポートには，先にも述べたように，授業の内容の理解度を確認するために提出を求めることが多いです。したがって，まずこのテーマについての問題設定を考えるためには，授業で何を学んだのかを確認します。授業で使用している教科書や配布資料，ノートを見直してみましょう。そうすることで，なぜこのテーマが提示されたのか，何が問題となっているのか，何について書くことが求められているのかを知ることができます。

　また，一般的な定義ではなく，専門分野に限定した辞典や辞書などもあります。これらは，単に言葉の意味だけではなく，その言葉が登場した背景，どのような状況で使用されているのかなどを説明しています。さらに，このテーマがどうして重要なのか，関連した問題などが書かれていることもあります。それらを手掛かりにすることも有効です。ノーマライゼーションに関して，以下のことが述べられており，ノーマライゼーションに関して，いくつか課題があることがわかると思います。

ノーマライゼーションに関しての課題

①弱者を守るために，弱者を世間から隔離していた。
②障がいを持つ人が暮らしやすい社会は，誰もが暮らしやすい社会である。

ノーマライゼーション
厚生労働省のホームページには，「障害のある人もない人も，互いに支え合い，地域で生き生きと明るく豊かに暮らしていける社会を目指す理念」とあります。

> ③1つの社会で暮らすためには、自立・共生が必要である。
> ④自立を支える社会の仕組。

　ここから調査が始まります。教科書、配布資料、図書には、提示されたテーマに関する参考図書や資料が記載されています。シラバスにも参考図書が書かれています。これらの図書や資料を読んでいき、課題について理解を深めていきましょう。この作業を進めていくうちに、いろいろな問題があることがわかってくるはずです。その中で、あなたが一番気になるもの、一番考えていきたい問題が浮かび上がってくるでしょう。その中の「1つだけ」を問題として設定していきます。1つのレポートでは、1つの問題設定をすることが基本です。

　この作業は時間がかかります。日ごろから、授業の中で常に課題は何だろうと考えることは大切です。そして、色々な図書や資料にあたるために、図書館を有効に活用していきましょう。

2 レポートの構成を考えよう

　レポートは、先にも述べたように、3つの要素から成り立っています。この3つの要素を構成していくことが大切です。

1) 問題設定

　レポートは、テーマに対して「何が問題であるのか」といった問いがあり、その問いに対して答えていくものです。そのため、まずは問いを立てることが必要です。これを問題設定といいます。現在の社会の状況なども考えながら、テーマに対しての問題設定をすることができれば、レポートの作成はスムーズに進んでいくでしょう。

　一生懸命考えれば考えるほど、様々な問題が浮かんでくるでしょう。しかし、この問題設定で大切なことは、考えた多くの問題の中から一つの問題へと絞り込むことです。それでは、多くの中からどのように1つの問題に絞り込んでいけばよいでしょうか。以下の4点を参考にして絞り込んでいきましょう。

テーマを絞り込む

> ①テーマにとって、現在重要と考えられている問題である。
> ②その問題を取り上げる理由を明確に述べることができる。
> ③その問題に対して、自分の考えを述べることができる。
> ④提示された字数で適切に述べることができる。

3つの要素
①レポートの課題、問題設定、②その課題や問題に対するあなたの考え、結論。③あなたの考えや結論の正確さを裏付ける根拠。

2) 結論

　次に，設定した問題に対して結論を導き出していきましょう。結論は，単にあなたの意見を書くものではありません。あなたの意見に，統計データ，研究の結果などの客観的な事実で裏付けされたものが結論となります。ここが，作文や感想文と，レポートの大きな違いとなります。

　結論を導き出していくときに必要なことは，自分とは異なる意見についても考えてみることです。例えば「児童虐待には児童の保護が必要であり，親への育児支援は必要ない。」とあなたが結論を導いたとします。その時に，あなたは「育児支援が必要である。」という結論に対して，「必要がない」という自分の結論のほうが良い意見であると反論をすることができますか。「育児支援が必要である」という考えについても検討することで，「必要でない」という自分の結論の優れている点を確認することができるはずです。自分とは反対の意見について検討し，その意見に反論することができれば，あなたの意見のほうが優れているということを示すことができます。

3) 根拠

　あなたの意見を裏付ける客観的な事実，それが根拠です。レポートでは，どのような結論であるのか，ということよりも，その結論を導き出すために，どのような客観的事実を用いたのか，根拠の提示が重要となります。もし根拠が提示されなければ，レポートとは認められません。

3 マインドマップを書いてみよう

　あなたが集めた情報を整理し，レポートの構成を考えるときに役立つのがマインドマップです。頭の中でいろいろな情報を整理しようとすると混乱することが多いです。テーマに関連するキーワードを書き出してみましょう。

マインドマップの書き方

①真っ白い紙を準備し，横に使用する。
②中心にテーマを書く。
③その中心から，調べた情報やキーワードを，枝を伸ばすように書いていく。カラーペンなど使うとわかりやすい。
④それぞれの枝に，自分の考えやアイディアを書き込んでいく。1つの枝には1つの言葉のみ書く。
⑤さらに思いついたことや新しい情報を枝を伸ばすように書き込んでいく。
⑥できるだけ多くの枝を伸ばしていくことがコツ。

根拠とは
①実験から得られたデータ。
②調査の結果。
③専門家の意見。
④論理的に導き出された結果。

マインドマップを書いていくと，頭の中で考えていたことが整理されて目に見えてきます。それを何度も見直して，このテーマに適した問題設定はなんであるのか，どのような結論が道にき出されそうかを考えてみましょう。

4 事実と意見を区別する

実際に書く文章の中には，図書などで調べたことやあなたが体験したこと，そして，それに対するあなた自身の意見を書くことになります。このときに特に注意してほしいことは，事実と意見をはっきりと区別して書くということです。

特に，図書などに書かれている文章を参考に，レポートを書くときには，その図書の「引用」も行うことも多くあります。この「引用」の方法については，後で詳しく説明しますが，どこが「引用」でどこがあなた自身の意見なのか，わかるように書くことが必要です。

そのためには，引用した部分の表現方法を検討することと，あなたの意見をもつことが大切になります。そして意見だけでなくそのように考えるようになった理由も一緒に書くことが必要です。

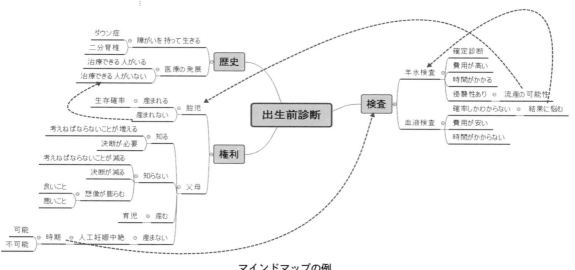

マインドマップの例

C レポートの作成

1 体裁・形式

1) 書式

　ここから，基本的なレポートの書き方について，説明していきます。レポートは，先にも述べたように，課題を出した教員に読んでもらう文章です。あなたの意見を正確に伝えていく必要がありますので，読みやすく，わかりやすく書くことが重要です。そのために，文章の書式を整えていきましょう。

　レポートを書くときには，あらかじめ「2000字以内で書きなさい」など文字数の制限がされている場合や，1頁に書く文字数と行数，用紙の大きさ，余白の大きさ，そして枚数が決まっている場合があります。最近のレポートは，パソコンを使用して書くことがほとんどですので，A4の用紙で，横書き，40字×40行，余白は前後左右3.0cmといったように詳細が決められていることもあります。このような場合は，ワープロソフトの書式設定機能を使い，決められた書式を設定してからレポートを書き始めましょう。

2) 手書き／パソコンの注意点

　教員によっては，パソコンを使用して書くのか，手書きで書くのかを決めている場合もありますので，初めに確認しておくことが必要です。

　手書きで書く場合は，レポートの書式を意識して書きましょう。文字の大きさや用紙の余白などに注意しましょう。手書きでは，書かれている文字が大きい，小さい，濃い，薄いなど，書く人の個性が表れたものになります。用紙の上下左右の余白がまったくなく，端から端までぎっしり文字が書かれたレポートが提出されることもあります。このような読みにくいレポートでは，どれほど素晴らしい内容が書かれていても，その内容が読む相手に伝わりにくくなります。手書きで書く場合には，特に丁寧にわかりやすい文字で書くことに心掛けましょう。

　パソコンで書く場合には，誤変換がよく起こりますが，そのままにしておくと意味がわからない文章となり，注意が必要です。さらに，パソコンでは，普段はほとんど漢字で表現しない言葉も，簡単に漢字変換されてしまいます。たとえば一般的な文章でに「いわゆる」はひらがなで書かれることが多いのですが，パソコンを使用すると普段あまり使わない「所謂」と変換されます。このような漢字を使用すると，逆に文章が読みにくくなります。一般的な文章であまり使われない漢字は，使わないように気をつけましょう。

　そして，手書き，パソコンのどちらでも，誤字脱字には注意しましょう。

3） 表紙の準備

提出する際には，表紙を付けるようにしましょう。ただし，教員によって不要とされることもあるので，確認しましょう。

表紙には，レポート課題のタイトル，書いた学生の学籍番号と氏名の記載が必須です。場合によっては所属する学部学科名や，レポート提出年月日を記載することもあります。

そして，書いたレポートにこの表紙を付け，ホッチキス等で綴じて提出しましょう。綴じる場所も，どこを綴じたら読みやすいかを考えます。たとえば，A4の用紙に横書きで書いたレポートの場合は，用紙の左上をホッチキスで綴じると，読みやすくなります。

4） 期日

最も大事なのは，決められた期日までに，指定された場所に提出することです。これを守らないと，せっかく書いたレポートであっても，提出されなかったとみなされ，教員に評価をしてもらうことができません。必ず決められた期日までに，指定された場所に提出できるよう，計画性をもって書くようにしましょう。

2 執　筆

構成を考え，体裁・形式と準備を整えたら，レポートを書いていきましょう。

1） 構成の整理

問題設定，結論，根拠と準備ができていますので，あなたが主張したいことをどのように説明していくのかといった，文章の構成を考えます。そして，序論，本論，結論の3部構成でレポートを書く準備をします。

序論では，どうしてこの話題を書こうと思ったのかという問題設定，ここで何を明らかにしようと思っているのかなどについて，書き進めます。本論では，問題設定に対するあなたの意見を書きます。その際に，あなた意見を支える根拠を明確に示していきます。最後の結論では，最終的な全体のまとめが必要になります。また今後の課題やさらなる問題提起を書いてもよいでしょう。

2） 執筆

ここまでができたら，実際に書き始めます。文章を書くことに慣れていないと，どのように書いたらよいのか迷います。迷っていると時間ばかりが過ぎてしまうので，まずは書いてみましょう。必ずしも最初から書く必要はありません。書けそうなところから書いていくという方法をとっても構いません。まずは書いてみる，それから，それぞれの文章の間に適切な接続語を入れて，文章の流れを作っていきましょう。

この流れを作る接続語はとても大切です。文章と文章の間に接続語が

まったく入れられていない，同じ接続語ばかりが何度も使われている文章があります。そのような文章は，主張したいことがどこにあるのか，わかりにくくなってしまいます。文章をわかりやすくするためには，適切な接続語の使い方についても学習をしておきましょう（D．日本語のルールを参照）。

3）簡潔に書く

　レポート執筆のもう一つのポイントは，文末の表現を簡潔に書くことです。皆さんから提出していただくレポートには，「～だと考える。」「～だと思う。」「～だろう。」という文末表現が多く使われています。この「考える。」や「思う。」という言葉は，書き手，すなわち皆さんの心の中や頭の中の働きを表しています。これは不要です。なぜならば，皆さんが伝えるべきものは，問題設定やその問題に対する意見や回答です。「～である。」「～だ。」と書き，伝えたい内容をはっきり，すっきりと伝えましょう。もし「でも，自信がないし，断定できない。」というときには，「～と推察する。」といった表現を用いてみましょう。

　レポート課題は，教員が講義内容を理解しているかどうか確認することを目的として出されることが多くあります。構成を考えるときにも述べましたが，授業中に学んだキーワードや理論などを有効に活用しながら，書き進めましょう。そうすることで，絞り込んだ問題設定に即した，焦点が絞られた内容のレポートを書くことができます。

4）推敲

　最後に文章の推敲を行います。自分自身の文章を読み返してみましょう。まずは，「音読」をしてみましょう。1人で声を出して文章を読んでみると，わかりにくい文章や，誤字脱字を確認することができます。次に友人と一緒にチェックしてみましょう。人の力を借り，人に読んでもらうことは，文章の推敲では非常に有効な方法です。何がわかりにくいのかを，直接話を聞きながら確認し，わかりやすい文章に書き換えることを行います。また，自分が書いた文章でも，時間を少しだけあけて，もう一度読んでみると，さらに修正すべき点に気が付くことがあります。

D 日本語のルール

読んでもらえる，わかりやすい文章を書くために，レポートを書くための日本語のルールを確認していきましょう。

1 文体

まずは，文章を書くときの文体を統一するようにしましょう。基本的にレポートを書くときには，「です」・「ます」ではなく，常体文である「である」・「だ」だけを使うようにします。

また，「僕は」や「それはピッタリ同じみたいに」「ちゃんと見たいなー」などのような話し言葉は書かないようにしましょう。主語は基本的に「私」に統一し，「ピッタリ同じみたいだ」は「まったく同じように」に，「ちゃんと見たいなー」は，「しっかりと見たい」のように書いていきます。

個人的な手紙やメールなどで使うこともある「UPした」といった英語を交えた文章も使いません。「アップした」または「向上した」のように書いていきます。

その他にも，文章中に「……がおっしゃっているように」と敬語は使わず，「……が述べていたように」などと書きます。

2 文の長さと主語・述語

わかりやすい文章を書くために大切なことは，文の長さです。文章を書き始めると，いろいろなことを思いつきます。そうして，思いついたことを書いていくと，どんどん文章は長くなっていきます。そうすると，書いている本人も，もともと書こうと思っていたことがわからなくなり，もちろんその文章を読む側も，何が主張されているのかがわからず，混乱してしまいます。たとえば次の文章を読んでみてください。

> 私は，少子化について考えてみたとき，政府の行っている少子化対策は不十分であり，子育て支援が，子どもを産むことだけに焦点をあてるのではなく，子どもをどのように育てたらいいのかといったことにも焦点をあてることが必要であると考え，そのためには，地域で子育てを支えていくことが重要なので，実際に子育てを行っている親は，政府に対してもっと積極的に意見を伝えるべきであると考える。

この文章を書いた人が伝えたかったことは，何でしょうか。非常にわかりにくく感じませんか。そのように感じる原因の一つに，この一文の中にたくさんの内容が含まれていることが挙げられます。たとえば，「政府の行っている少子化対策は不十分である」「地域で子育てを支えることが重要」「私は子育てをしている親が政府に意見を伝えるべきであ

ると考える」などがあります。

　そしてよく読んでみると，「子育て支援が，子どもを産むことだけに焦点をあてるのではなく」の文章の主語は「子育て支援が」ですが，述語が「焦点をあてる」となってしまい，主語と述語の関係が成り立っていません。このように文章が長くなればなるほど，主張したいことがわかりにくくなってしまいます。したがって，文章はできる限り短く書くことが必要です。

　一般的にわかりやすい文章とは，1文が40字程度であるとされています。このように文章を短くするためには，修飾語をできる限り省くことが必要です。また，1文の中の主語と述語は1つとなるよう意識して書くと，受け身文が少なくなり，文章自体が読みやすく，そして短いものとなります。またテーマを設定しタイトルを記載するときは，20字程度が適切です。

　文章をわかりやすく書く方法として，箇条書きなどを効果的に活用する方法もあります。しかし箇条書きが多くなると，あなたの意見や考えを書くスペースが少なくなってしまいます。したがって，箇条書きにする際には，あなたの意見が十分に書かれているかを確認することが必要です。

> **わかりやすい文章とは**
> ① 1文は40字程度。
> ② 1文に主語と述語は1つずつ。
> ③ 受け身文はできるだけ使わない。
> ④ テーマ（レポートのタイトル）は20字程度。
> ⑤ 箇条書きは効果的だが，多用はしない。

3　接続詞

　1文をわかりやすく書くことができたら，1文と1文を接続詞でつないでいきましょう。接続詞で結ぶことで，1文と1文の相互関係を明確に示すことができます。以下の接続詞がよく使われる接続詞です。皆さんも使いこなせるようにしてください。

> すなわち，だから，つまり，そして，例えば，なぜなら，ただし，しかし

　これらの接続詞を多く用いることで，1つ1つの文の意味がはっきりしていき，分かりやすいレポートになっていきます。

4　段落のつくり方

　基本的に，1つの段落に主張したいことを1つだけ書くということに心がけましょう。そうすれば，そのレポートがどのような構成で書かれているのかがわかり，レポート全体の中で主張したいことも，わかりやすくなります。

　また，段落の一番初めの行は，必ず1文字あけることを忘れないようにしましょう。

E 引用文献・参考文献

1 巨人の肩の上に立つ

　現在はレポートを書いていますが，4回生になると看護研究を書きます。就職してからも論文を書いていきます。このようにレポートや論文を書く上で，大切なことは文献の引用です。あなたの考えや意見，結論を裏付けてくれる客観的な事実やデータです。すべてのことをあなただけで考えることはできません。先人の努力，業績の上，つまり 巨人の肩の上 に私たちは立っていて，先人の力を借りているのです。

　レポートの中で他人の意見を紹介することを「引用」といいますが，引用を行う際には，どこからどこまでが他人の意見で，どこからどこまでが自分の意見であるかをはっきりと，わかるように書くことが必要となってきます。つまり，どの部分が先人のものであるのかを示す必要があります。

　今までも，図書などに書かれている文章を出典を明示せずにそのまま書き写すことが行われ，著作権についての問題が起きています。最近のインターネットの普及に伴い，他人の書いた様々な文章が容易に手に入るようになり，人の文章を書き写すことがより容易になりました。その結果，学生が，インターネット上の文章を引用しながらレポートを書くといったことも，多く見られるようになりました。場合によっては，書かれている文章すべてを「コピー・ペースト」して，自分自身の文章として提出する，といったケースも見られます。学生の中には，ペーストしてきた文章を，自分なりに書き直す人もいますが，人によっては，まったく同じ文章をそのまま使っていることもあります。これらはすべて著作権の侵害となり，絶対に行ってはいけない行為になります。ただし，レポートを書く上で，他人の文章の引用をすることは必要なことですので，引用をする際のルールを必ず守りましょう。

2 引用の実際

　では引用の方法について実際のルールを確認しましょう。引用は，たとえば，他人の文章をそのまま使う，または他人の文章を要約して使う，といった形で行われます。他人の文章をそのまま使う際には，文章中に，『著者（出版年）は「……（引用文のまま）」と述べている。』とします。文章を要約して使う際には，『著者（出版年）は，「……（要約文）」としている。』といった記述をします。そして，レポートの最後に引用文献として，文献のリストアップを行います。文献リストの書き方には，いろいろな形式がありますが，論文の場合と単行本の場合では，書き方が違います。以下はその一例です。

「巨人の肩の上に立つ」

私たちの考えや発見は，すべて先人の偉大な業績や先行研究の上に成り立っています。多くの研究者が新しい知見を発表していますが，それらも先人たちの知恵や業績の積み重ねの上に構築されています。つまり，巨人の肩の上に立って，より遠くまで見渡せる，より広い視野を得られるということなのです。

この言葉はかつてニュートンが手紙の中で用いたことでも有名であり，Google Scholar という研究に特化した検索エンジンのトップページにも記されています。

> （1）本文中では，文献は，著者名，発行年次を括弧表示する。
> （2）文献は著者のアルファベット順に列記する。ただし共著者は3名まで。
> （a）雑誌記載論文
> ・著者名（発行年次）：論文の表題，掲載雑誌名，号もしくは巻（号），最初のページ数—最後のページ数。
> （b）単行本
> ・著者名（発行年次）：書名（版数），出版社名，発行地。
> ・著者名（発行年次）：論文の表題，編者名，書名（版数），ページ数，出版社名，発行地。
> （c）翻訳書
> ・原著者名（原書の発行年次）／訳者名（翻訳書の発行年次）：翻訳書の書名（版数），出版社名，発行地
> （d）オンライン版でDOIのない場合
> ・著者名（年号）：論文タイトル，収載誌名，巻（号），開始ページ—終了ページ，URL
> （e）オンライン版でDOIのある場合
> ・著者名（年号）：論文タイトル，収載誌名，巻（号），開始ページ—終了ページ，doi：DOI番号
> （f）Wikiなど，逐次的な更新が前提となっているコンテンツを引用する場合
> ・出版データのあとに括弧で括って検索日を記載する。

　この引用文献の記載方法は，日本看護科学会誌投稿規定に書かれているものですが，レポートを書く際に，このような記載方法が決められている場合もありますので，必ずレポートを書く前に確認をしましょう。

3 参考文献

　レポートを書く際，特に引用はしていないが，問題設定をする際に使用した教科書や文献を参考文献として記載することがあります。その際，レポートに引用した文章があれば，引用文献として扱いましょう。ほとんどの文献は引用文献になると考えてください。

DOI（Digital Object Identifier）

　インターネット上のドキュメントに付けられている識別子。これがあれば簡単にその文献を探すことができます。

＊レポートを提出する前のチェック

(1) テーマ
・レポートの内容とテーマは一致しているか。
・レポートの内容を表現できているか。

(2) 構成・内容
・序論，本論，結論があるか。
・自分の主張の根拠は何か。それが明確に書かれているか。→ エビデンス
・一つの段落につき，一つのまとまりのある内容になっているか。
・段落同士が論理的につながっているか。
・序論で述べた問いに，結論で答えることができているか。

(3) 引用文献・参考文献
・自分の意見と事実，他人の意見や言動などを明確に区別して書いているか。
・使用した文献，インターネットの情報など，出典が明確に示されているか。
・文献一覧が表記されているか。

＊引用の条件：
①引用する必要性があること。
②自分の文章もしくは意見が主であり，引用が従であること。
③事実，他人の意見や言動などを引用したときは，その文章をカッコでくくり，明確に区別すること。

(4) 文章表現
・文章全体を読み直して，読みやすく，わかりやすく書くことができているか。
・文章は，「です・ます」調ではなく，「である」調で統一されているか。
・体言止めを使用していないか。文末は，端的・率直・すっきりとしているか。
・段落の一文字目は，一マス下げて書かれているか。→ インデント
・主語は明示されているか。
・主語と述語は対応しているか。
・なるべく短い文章になっているか。
・読点が適切に使用されているか。
・同じ言葉が繰り返し使われえていないか
・過剰な修飾語，不要な接続語が使用されていないか
・無意味な語尾が使われていないか

(5) その他
・誤字・脱字・変換ミスはないか。
・氏名・学生番号など，指定されたとおりに書くことができているか。
・レポートの書式（縦書き，横書き，文字数，行数，ページ番号や表紙の有無など）は，指定されたとおりか。
・2枚以上の時は，ステープル等で綴じられているか。

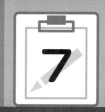

7 仲間と学ぶスキル

第1編 スタディ・スキル

学習日

A 20 年 月 日 / 20 年 月 日 / 20 年 月 日 / 20 年 月 日
B 20 年 月 日 / 20 年 月 日 / 20 年 月 日 / 20 年 月 日
C 20 年 月 日 / 20 年 月 日 / 20 年 月 日 / 20 年 月 日
D 20 年 月 日 / 20 年 月 日 / 20 年 月 日 / 20 年 月 日

大学では，科目やクラスによって違う相手，よく知らない相手とペアやグループを作って協同作業をすることがあります。そこで協同を通じて仲間と学び合うスキルが必要になります。社会に出てからも他の看護師や様々な医療専門職の人たちと協同し学び合うことになります。どうすれば他者と上手く協同して学び合えるかを大学生活の中で学び，社会で活躍する基盤にしてください。

A 仲間と学ぶ意義

　高校までの勉強はもしかすると「一人でするもの」だったかもしれません。クラスメイトはライバルであり，成績を競い合う相手だったかもしれません。しかし大学から先の勉強は「仲間とするもの」に変化していきます。もちろん，国家試験の合否や，自身の知識やスキルについて，最後は個人の努力の結果です。しかしその過程を一人で学ぶのと，仲間と学ぶのとでは，結果も異なってきます。仲間と学ぶ意義を4つに分けて説明します。

1 理解を深める

　これまで，高い学習成果を得るためにはどのように学べばよいかということについて，多くの研究成果が蓄積されてきました。その結果わかってきたことが，競争し合って学ぶよりも，協力し合って学ぶ方が学習効果は高くなるということです。わかる人がわからない人に教えたり，わからない人がわかる人に教えてもらったり，お互いの考えを共有し合う中で知識が定着し，理解が深まっていくのです。

　自分は理解度が低いから，人に訊くのに恥ずかしい，教えてもらうのは申し訳ないと思っているとなかなか成長できません。勇気を出して教員に質問して教えてもらうことはもちろん，周囲の仲間に尋ねて教えてもらうことで，つまずきを解消していくことができるでしょう。

一方で自分はよくわかっているから問題ない，他人は関係ないと思っている人は自分の成長を自身で妨げてしまっているかもしれません。人に教えようとすると，意外と自分がわかっていないことに気づけたり，どうすれば自分とは違う相手にわかってもらえるか，納得してもらうことができるかを考えることでより多くを学ぶこともあります。勉強が得意な人も苦手な人も，互いに学び合う中で，お互いの成長に貢献し合ってください。

2 コミュニケーション力を高める

一人で学ぶのとは違い，複数人で学ぶ際には知識だけではなく，コミュニケーション力が問われることになります。学び合うためには，自分の考えを整理して相手にわかりやすく伝える必要があります。同時に相手の考えを理解しようと傾聴して，相手に合わせたコミュニケーションをとることが求められます。

例えばグループで議論しようとしたときに，メンバーがなかなか話してくれなかったら，あなたならどうしますか。とにかく自分は意見を言っておしまいにしますか。それとも質問を投げかけて意見を引き出しますか。出された意見をどのように整理しますか。逆に，自分が人見知りで，なかなか自分の意見が言えないときはどうしますか。グループで何かをしようとしたときに，どのように考えて，どのようにコミュニケーションをとるか。これは看護師としてあるいはより広く社会人として，一生大事になるコミュニケーション力につながっていきます。

3 価値観を磨く

他者とコミュニケーションをとると，他者の価値観を知ることができます。「そんな考え方もあるのか」「その考えは私とは違うぞ」「一部は違うけど，共通している部分もある」など，自分と他者の価値観を比較することができます。その中で，自分の価値観が変化することもあれば，相手の価値観に影響を与えることもあります。

社会に出れば，様々な価値観を持った人と一緒に働いたり，あるいは看護したりすることでしょう。そのようなときに様々な価値観があることそのものを理解し，柔軟性を身につけておくことができれば，一人ひとりに合った看護を提供したり，円滑に協働することが可能になります。学生時代に多くの人と意見交換をして，様々な価値観を知り，自分の価値観を磨いていきましょう。

看護師に求められる能力

2002年に社団法人日本看護協会中央ナースセンターが取りまとめた「看護職の求人・就職のためのアンケート調査」の結果によると，常勤看護職員の業務上必要な能力で最も重視する能力の第1位は「患者・顧客に対する接遇能力があること」，第2位は「看護技術が確かであること」，第3位は「患者・顧客への説明能力等があること」でした。ここから，看護師としての専門知識や技術はもちろんですが，現場ではコミュニケーション能力も非常に重視されていることがわかります。

4 助け合える関係性を構築する

　困ったときに助け合える人がいることは，学生生活においても社会人生活においても困難を乗り越える上で大きな力になります。ちょっとしたことを聞いたり，誰かに伝言をお願いしたり，頼みにくいことを頼んだりしたいと思うことは日常生活の中でも多々あることでしょう。そんな時，頼れる相手がいるかどうかは，あなた自身が日常生活で協力し合ったり学び合ったりすることを大切にしているかどうかにかかってきます。

　たまたま教室で出会ったペア学習の相手やグループ学習のメンバーに授業中に助けられることもあるでしょう。もしかしたら違う授業や学校外で再会して，協力し合う必要がでてくるかもしれません。どんな場面でも互いに楽しく協力し合えるようにするために，自分は関係者とどのように関わるべきかを考えて行動しましょう。そうすることが助け合える仲間を増やすことにつながり，いつか困難にぶつかったときに，それを乗り越える原動力になるでしょう。

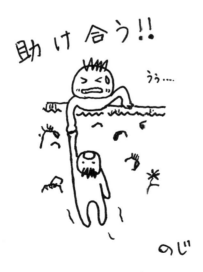

B 協同学習とは

仲間と学び合うことを 協同学習 と言います。授業内外でペアやグループで話し合ったり，教え合ったりするものです。より厳密に定義すると，協同学習とは，「主体的で自律的な学びの構え，確かで幅広い知的習得，仲間と共に課題解決に向かうことのできる対人技能，さらには他者を尊重する民主的な態度といった学力を効果的に身につけていくための基本的な考え方」（杉江，2011）とされます。そして，ただペアやグループで学べばよいというわけではなく，メンバー全員が高まることを全員の目標とすることに特徴があります。そして，協同学習を効果的に進めるためには5つの条件（**表1**）を満たす必要があります（西野，2015）。

授業の内外でグループ活動をする際，この5つの条件を満たせるように工夫をすると，協同学習をうまく進めることができるはずです。

> **協同学習**
> 協同学習は，研究者によって様々な定義や基本要件（条件）が提示されています。そして看護教育の考え方や方法論として広がりを見せています。詳しく学びたい方は，安永（2012）や緒方（2016）を参照してください。

表1　協同学習の5条件

条件	内容
1. 互恵的な相互依存関係	グループのメンバーがお互いを必要とする関係であること。負担の偏りを減らし，グループの成功に全員が貢献すること。
2. 十分な相互交流	お互いにコミュニケーションを積極的に取り合うこと。コミュニケーションをとる時間を確保すること。
3. 明確な個人の責任	やるべきことが一人ひとり明確になっていること。役割分担や，全体の目標達成に向けた個人の責任が決まっていること。
4. 社会的技能の活用	リーダーシップ，意思決定，コミュニケーション，信頼の確立など，社会で求められる技能を積極的に活用すること。
5. 活動の振り返り	グループ活動の最後に振り返りをすること。グループ全体や各メンバーの良かった点や改善点を明らかにすること。

文献
・緒方巧：看護学生の主体性を育む協同学習, 医学書院, 2016.
・杉江修治：協同学習入門―基本の理解と51の工夫, ナカニシヤ出版, 2011.
・西野毅朗：学生を相互に学ばせる. 中井俊樹（編著）：アクティブラーニング. pp.105-117, 玉川大学出版部, 2015.
・安永悟：活動生を高める授業づくり―協同学習のすすめ, 医学書院, 2012.

C 授業中に仲間と学ぶ

1 挨拶で始め，挨拶で終わろう

　ペアやグループ学習をしようとすると，どうしても緊張してしまい，ぎくしゃくしてしまいます。いったいどんな言葉から始めたらよいのか，何と言って締めくくればよいのかと戸惑う人もいるかもしれません。コミュニケーションの基本は挨拶です。挨拶という言葉はもともと仏教用語と言われており，挨も拶も近づくという意味があります。

　相手に近づくためにも，「こんにちは」「よろしくお願いします」「ありがとうございました」など，挨拶で始め，挨拶で終われると，気持ちよく協同学習を進めていくことができるはずです。また，よく知らないメンバーがいるときは，自己紹介をしたり，ちょっとした雑談をしてアイスブレイク（緊張の解きほぐし）をしてから本題を始めるとスムーズです。

2 思いついたことを言ってみよう

　挨拶をしただけで終わってしまっては協同学習になりません。条件の2つ目にもあるように，積極的なコミュニケーションは不可欠です。コミュニケーションは，言葉のキャッチボールですから，自分の言葉を発すること，そしてメンバーの言葉を受け止めることを繰り返す必要があります。しかし，よく知らない人とコミュニケーションを取ろうとすると，特に発言がしにくいという学生が多いようです。相手にどう思われるかわからないという不安や，良い意見や正解を出さなければならないという気負いが発言を妨げているのではないでしょうか。

　私が推奨しているのは，「とにかく思いついたことを言ってみる」ということです。正解や良い意見を言おうとする必要はありません。む

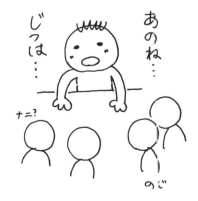

表2 5つの「きく」

聞く Hear	相手が話すのを待つ。相手が話切るまで待つ。
聴く Listen	相手が話しやすい雰囲気をつくる。うなずき，相づち，アイコンタクトを適度に行う。
訊く Ask	質問をする。発言を促す。
利く Sharp	相手のことがよくわかる。鋭い議論ができるようになる。
効く Effective	相手に伝わる。より良い結論が導き出せる。

しろ不正解や，些細な意見がでてくると「そんな簡単な意見でよいのか。それなら私も言えそうだぞ」という印象を周囲のメンバーに与え，他のメンバーが発言するハードルを下げることができます。自分が出した意見がたとえ採用されなくとも，それが呼び水となって，他の意見が生まれ，徐々に良いアイデアへブラッシュアップされていきます。

3 5つの「きく」を実践しよう

言葉を発したら，次は受け止める番です。ここで意識したいのが，5つの「きく」です。きくには5つの漢字があり，それぞれに重要な意味があります（表2）。

最初の3つは，聞き手の姿勢です。そして3つの姿勢によって導き出される結果が最後の2つです。例えば，グループで議論していてもなかなか話せないAさんがいます。まずAさんに「あなたはどう思う？」と「訊いて」みましょう。しかしAさんは黙っています。それでも「聞く」を意識して，少し待ちます。するとAさんが話し出します。すかさず「聴く」を意識して，Aさんが話しやすいようにうなずき，「なるほど」「たしかに」と相づちを打ち，話しやすい雰囲気をつくります。そうするとAさんからとても良いアイデアが提示され，グループメンバーはそれを活かして学習活動を進めることになりました，ということもあるでしょう。特に前半の3つの「きく」を意識して，コミュニケーションをとってみてください。

4 ルール・役割・計画を決めよう

協同学習を円滑に進める工夫として，ルールや役割，計画を決めてから始める方法があります。例えば「全員が，必ず2回発言する」「人の意見は最後まで聞き切る」「否定はしない」といったルールがあります。ルールを決めるときに注意すべきことは，メンバー全員の合意をとることです。リーダーが勝手にルールを決めてもメンバーが納得していなければ，ルールを守ってもらえません。

役割は，例えば「司会」「書記」「タイムキーパー」「発表者」があります。他にも「質問役」「盛り上げ役」「批判役」など様々な役割を工夫してつくってもよいでしょう。できれば1人1役を担当できると，互恵関係をつくりやすくなります。

計画は，時間配分を決めたり，本番までのスケジュールを決めるものです。例えば10分のディスカッション時間が与えられたら，最初の1分は個人で考え，次の4分で全員の意見を出し，さらに4分かけて意見をまとめ，1分で発表準備をしようという具合に時間配分を決めてから始めると，効率的に時間を活用することができます。本番が

1か月後にあるといったプロジェクトの場合は，授業時間だけでなく，授業時間外にいつ集まるか。集まらないときに個々人は何をしてくるか，いつまでにどこまで完成させるかなどを考えます。

5 ミニ反省会をしよう

協同学習をした後，2, 3分時間をとってミニ反省会ができると理想的です。メンバーの中でも特に良かった人（グループに貢献した人）とその理由を一人ずつ発表してもらったり，協同作業の改善点や次回の個人目標を発表し合ったりします。

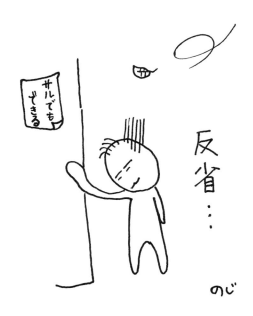

D 授業外で仲間と学ぶ

1 授業外で仲間と学ぶ場面

協同学習は，授業中だけでなく授業外でも自主的に行われるものです。数週間にわたってグループで取り組む課題があれば，授業時間外に集まって協同作業をする必要があるでしょう。また，ワークシートやレジュメなどの提出物を，仲間同士で相互に見合ったり読み合ったりして添削し合うことで，より質の高い成果物を作ることができます。

中には，試験前に自主的な勉強会をする学生もいるようです。それぞれが得意な分野（単元や科目）について互いにレクチャーし合い，疑問点を解決し合っています。

2 事前に予定を合わせよう

授業外で学習するためには，仲間同士で事前に予定を合わせておいた方が集まりやすくなります。直前だと，それぞれが予定をいれてしまっている可能性が高いため，できるだけ早めに決めておきましょう。授業の空き時間を検討することはもちろん，お昼ご飯を一緒に食べながら話し合ったり，もしかすると土日にカフェで待ち合わせたりする学生もいるかもしれません。

しかし，4名以上のグループになると，なかなか全員が集まることが難しくなります。最も多くのメンバーが集まれる日にしてもよいですが，グループを2人×2人や3人×3人というようにミニグループに分解して，それぞれで集まって協同学習するという方法もあります。もし集まれなかったメンバーがいたら，集まってどんなことを話し合ったか，どのような結果になったかを来られなかった本人に報告しましょう。集まれなかったメンバーは，グループに居場所がなくなったように感じてしまったり，グループの進捗についていけなくなってしまうからです。

3 デジタルとアナログを両立する

最近はラインやツイッターなど，SNSが発達していますから，学生同士のやり取りもSNSで完結してしまうことがあります。しかしSNSのコミュニケーションだけでは，情報共有が十分にできなかったり，相互理解できなかったりといった問題を引き起こしかねません。中には，SNSが苦手で，電話で話したり，直接会って話したいという学生もいます。

SNSだけに頼り切らず，直接会って話す機会もとるなど，デジタルとアナログを両立させるようにすると，関係性も円滑になり，協同学

習が進めやすくなります。

4 ラーニングコモンズを活用しよう

学内で集まって話し合える場所として，図書館のグループ学習室やラーニングコモンズがあります。京都橘大学のラーニングコモンズ（写真a～d）の1つである「アクティブコモンズ」（クリスタルカフェ2F）（写真a）は，ソファーやホワイトボード，プロジェクターやスクリーンを完備しており，（蓋つきの）飲み物を飲みながらディスカッションしたり，プレゼンテーションの練習をすることができます。パソコンも借りることができるため，レポートを作成したり，修正することもできます。協同学習の場として，ぜひ活用してみてください。

> **ラーニングコモンズ**
> ラーニングコモンズは，欧米や他の英語圏の大学において設置が広まった学習のための場を指します（山本他，2017）。学生の主体的な学習活動を支援していくことが主たる目的とされ，主体的な学習に必要な環境が整備されています。例えば，グループで話し合いやすいようなテーブルや，ホワイトボード，インターネット環境やパソコンの貸し出しなどです。大学によってはスタッフが常駐して，専門科目の疑問を解決したり，レポートや論文の書き方，プレゼンテーションの仕方などを個別指導するところもあります。

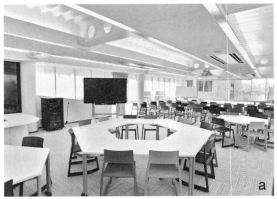
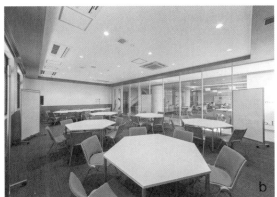
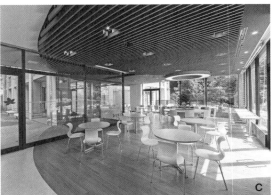
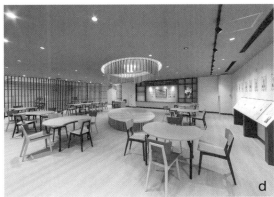

ペアをつくり，なぜ仲間と学び合う必要があるのか，テキストを見ずに一人30秒で説明し合ってください。お互いに説明し合った後，テキストを見て内容を確認してください。

[メモ]

 仲間と学ぶスキルを各5点満点で自己評価し，得点の理由を記述してください。

項目	得点	得点の理由
積極的に発言できる。	点	
他者が話しやすい雰囲気をつくることができる。	点	
他者に質問することができる。	点	
グループに貢献しようとする。	点	
授業外でも仲間と学び合おうとする。	点	

上の自己評価を踏まえて今後，仲間と学ぶ上での自分の目標や意識することは何ですか。自分なりに考えた上で，グループメンバー（ペア）同士発表し合ってください。

[メモ]

グループの中でフリーライダー（グループにあまり貢献しない）学生がいたとします。どうすれば良いでしょうか。様々な場合を想定して，考えてください。

[メモ]

文献

・山本良太, 他：ラーニングコモンズでの主体的学習活動への参加プロセスの分析. 日本教育工学会論文誌 40：301-314, 2017.

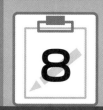

ディスカッション・スキル

第1編 スタディ・スキル

学習日

A 20 年 月 日 / 20 年 月 日 / 20 年 月 日 / 20 年 月 日
B 20 年 月 日 / 20 年 月 日 / 20 年 月 日 / 20 年 月 日
C 20 年 月 日 / 20 年 月 日 / 20 年 月 日 / 20 年 月 日
D 20 年 月 日 / 20 年 月 日 / 20 年 月 日 / 20 年 月 日

　看護を学び実践する上で，ディスカッション・スキルは必要不可欠です。授業内で考えを述べあう時，グループとしての課題をまとめるプロセスや質疑応答の時，臨地実習のカンファレンス等で用います。また看護職になってからは，看護チームとして対象者の看護方針等を決める時，また，治療方針，退院調整について，各職種としての意見を述べて，医師や他職種と共に意見交換し，医療チームとしての方向性を導き出す時などです。看護に必要不可欠なスキルとして確実に身に付けましょう。

A ディスカッション・スキル

1 そもそもディスカッションとは

　ディスカッションは「討議，討論」と定義づけられています（広辞苑，6版）。討議は「ある事についての意見をたたかわせること」，討論は「事理『物事の筋道。事柄とその道理』をたずねきわめて論ずること，互いに議論『互いに自分の説を述べ合い，論じ合うこと』をたたかわすこと」とされています。ある事柄に対する自分の意見を筋道立てて述べ，論じ合うことと言えます。往々にして，一人一人が自分の意見を言うことで終わっているディスカッション場面を目にしますが，この「〜合う」がポイントとなります。「言う」ではなく，「言い合う」ためには，他者の「発言」を十分に聞き，考えないと，自分の「発言」をすることができません。「発言」だけに集中するのではなく，十分に「聞く」こともディスカッションには必要です。

2 ディスカッションの目的・意義

　参加者がお互いに「発言」を言い合うためには，ディスカッションのテーマ，目的や論点を明確にする必要があります。何に対するどのような成果を期待して意見交換をするのか，そしてその成果を得るために考えないといけないポイントは何であるのかということです。あ

まりよく知らないテーマについて，調べた内容を情報共有し，そのテーマに関する概要を理解するのか（情報の理解），何か困っている事象がある時に，これが生じている原因や状況を明らかにすることを期待しているのか（問題・課題の明確化），困っている事象が起こる原因をみつけて，これを解決できる方法を探しているのか（原因の探索と問題の解決），解決方法が複数ある時に，どの方法を選択するかを決めるのか（意思決定）などです。

　このようにディスカッションを行う目的は多種多様です。ディスカッションはディベートと異なり，異なる意見に対して論破したり，ある一つの意見を選択したりすることが目的ではありません。目的に沿ってディスカッションを行うことで，一人では気づいたり考えたりしなかった視点が分かったり，知らなかった情報を得ることができます。そして，参加者の意見や考えを共有し，みんなが考え続けることで，ディスカッションの目的に応じたより良い考え方（例えば，問題点や課題解決策の明確化など）が明らかになります。臨地実習におけるカンファレンスの場面では，実際に受け持つ学生の対象者紹介や実践した看護に関する発表をまず聞きます。そして，他学生が感じたり考えたりしたことを積極的に質問や意見として述べることが期待されます。発表者の意見や考えに同調することも大切ですが，それだけでは議論が発展しません。「対象者さんの反応はどうだったのかな？」「どうしてその看護を実践してみたのかな？」など，素朴な疑問から意見交換し始めることによって，対象者の実際の状況によりあった対象理解，そしてより良い看護を導きだすことができます。

3 看護学生がディスカッションを行う場面

　看護学生がディスカッションを行う場面は，多岐にわたります。時間の長短，場所や参加者の違いはありますが，学内の講義や演習におけるペアワークやグループワークとして，何を学び，何を考えたのかなどを共有することもあります。このように少人数の短時間での意見交換もあれば，ある一定の準備期間がある課題や発表を仕上げるプロセスの中で，ディスカッションをすることもあります。テーマに基づいて調べたことをポスターや発表などの成果物にしたり，看護過程の展開などをグループとしてまとめたりする時にもディスカッションを行います。成果物を発表する時の質疑応答において，発表者として，聴衆者としてディスカッションに参加する機会もあります。さらに病院や他施設における臨地実習のカンファレンスでは，臨床指導者，施設管理者や教員が同席する中で，学生同士でディスカッションを行い，助言・指導を受けながら学びを深めていきます（☞1編9）。

ディベート

ひとつの論題に対して対立する立場をとる話し手が，聞き手を論理的に説得することを目的として議論を展開するコミュニケーションの形態です（松本ほか，2015）。通常，ディベートは，ある状況（例．延命治療，出生前診断など）に対して賛成・反対と参加者の立場を分け，ディベートに参加しない第三者を説得することを目的とするため，ディスカッションとは異なります。

B ディスカッションの流れ

1 発言（主張・根拠・論拠）

　ディスカッションを構成する要素には，「主張」「根拠」「論拠」があります（福澤，2010）。ディスカッションでは，様々な根拠を用いて主張（意見）を導きますが，これを「論証」するといいます。その際，主張を十分に裏付ける根拠が準備されていることが重要となります。根拠から導き出された主張は，言い過ぎあるいは飛躍しすぎていないか，主張と根拠の関係性を十分に考える必要があります。

　根拠として示す事実（データ）については，適切なものを選び，適切に解釈されているのかを十分に検討します。統計や看護研究の授業などで習うデータの分析方法とその解釈を元に，データの信頼性や妥当性を確認します。時に，統計的に「有意差がある（有意確率 $p < 0.01$ もしくは $p < 0.05$）」と示されていても，対象者数が十分とは言い難い等の理由により，そのように解釈することが妥当ではない場合もありますので注意しましょう。

　根拠は必ずしも客観的データが必要というわけではありません。日常生活における自分や身の回りの人の体験などで見知った内容を踏まえて自分が考えたことなども主張を支える根拠となりえます。特に臨地実習のカンファレンスでは，自身の体験やそれを通して考えたことがこれに該当します。患者との関わりの中で，その場で考えて実践したことやその時の患者の反応（言動・表情や態度など），振り返りにおいて考えた看護などは主張を十分に支える根拠となります。

2 質疑応答

　ある発言が終わると，質疑応答となります。ディスカッションをする時に，発言者の真意を理解することが非常に大切です。発言の内容で理解できなかった点に対して質問し，追加の情報や説明を依頼し，相手の発言を正しく理解しましょう。また質問を受けた側も，質問者の意図が分かりにくかったり，どのような質問を受けたのか理解できなかったりした時には，質問内容を確認しましょう。よく質疑応答になると沈黙となり，学生にたずねると「質問がないわけではないけど，自分の知識が足りないから分からなかったと思って」等，自分で疑問を押し込めていることがあります。もしかしたら，知識不足や聞き逃しもあるかもしれませんが，事前に学習しても一人一人理解する内容や方法は異なります。発言者の真意を理解し，お互いに誤解することなく，ディスカッションを進めるためにも，積極的に疑問に思ったことなどは質問しましょう。また自分の理解と比べて，発言者の主張，

論拠とは

トゥールミン議論モデルでは，「論拠」は，隠れた根拠として示されます。根拠と主張を結合させるのが「論拠（理由づけ）」であり，「あなたが提示した根拠がどうしてあなたの主張と関連づけられるのか」という質問に対する答えと同じです（福澤，2010）。

質問の例：
1. 発言内容の確認
・今の発言は〜と理解して良いですか？
・〜を聞き逃してしまったので，もう一度説明してもらえますか？
2. 発言に対する疑問や質問
・〜と述べられていましたが，何故そのように考えられましたか？
・使用された資料は〜と解釈することもできると思いますが，いかがでしょうか？

根拠として示された資料の読み方や解釈は納得できるものかを考え，良かった点や他の考え方もできる点を示し，回答を得ましょう。

　一人の発言に対する質疑応答が終了すると，別の人の発言にうつります。この区切りは曖昧なことも多いですが，新たな主張・根拠を聞いての意見交換となります。次の発言者は，自分の意見が，今までの発言者とどのような位置づけにあるのかを明確にした上で，発言をするように心がけましょう。

　ディスカッションが順調に進まない一つの例として，発言が言いっぱなしのまま進むことがあげられます。ディスカッションは行きつ戻りつしながら，グループとしての意見や考えをまとめる作業になります。そのため，先に述べられている意見に対して，自分の意見は同じようなものであるのか，あるいは異なるのかなど前置きがあると，聞いている人の理解につながります。例えば「Aさんは〜と言われていましたが，私も同じように〜と考えます。なぜなら…」や「Aさんは〜と言われていましたが，私は〜という点で異なります。なぜなら…」と自分の主張に対する根拠を示しながら述べます。

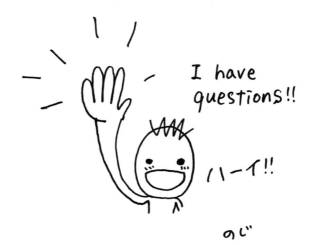

C ディスカッションで大切なこと【準備編】

　ディスカッションをよりよくするためには，いくつかの方法論として工夫できることがあります。実践する前の準備段階での工夫には，「テーマを明確にすること」「ディスカッションをしやすい環境を整備すること」があげられます。

1 テーマを明確にすること

　テーマの選定は，ディスカッションの深まりに影響する重要なステップの一つです。教員よりテーマを指示される場合もありますが，グループでの調べ学習や実習カンファレンスのように自分たちでテーマを決める場合も数多くあります。テーマは，何となく決めるのではなく，どうしてそのテーマを取り上げたいと思ったのか，そのきっかけとなった体験や思いなどの選定理由を共有することから始めましょう。またディスカッションまで時間があるのであれば，そのテーマに関する基本的な知識をもてるように事前に調べます。このように，ディスカッションをスタートする前に，動機づけやテーマに関する基本的な知識を共有することで，参加者は，同じ土壌に立ち，同じ方向性をもってディスカッションに臨むことができます。そしてある一定の共通認識のもとに，自らの意見や考えを出し合い，テーマに関連した深い知見を得られます。

2 ディスカッションをしやすい環境を整備すること

　ディスカッションをしやすい環境づくりもまたディスカッションの成果に影響します。自分が友人や家族などの親しい人以外の人との会話において，どのような場合に，より話しやすいのかを考えてみると想像しやすいかもしれません。ディスカッションは，先に述べたように，参加者が自分の意見や考えを発言することで，初めてスタートします。より良いディスカッションにするためには，参加者が建設的に自分の意見や考えを述べ合ったり，他者の意見に対して反応を返したりすることが大切です。

　このような流れを作るためには，どのように参加者が着席するかは一つのポイントとなります。自分が発言している時に，「相手が聞いてくれているのかな？　分かっているのかな？」と心配になった経験はありませんか。このような思いは，発言のしにくさにもつながります。参加者一人ひとりが同じように思った場合，ディスカッションは成り立ちません。このような状況にならないために，一手間かかりますが，参加者同士がお互いを見ることができるように，向かい合わせ

に，あるいは円になるように着席するなどの工夫をします。
　発言しやすいように，発言に対し，何らかの反応を返すことも重要です。参加者は発言者を見る，あるいは発言にうなずくなどの参加者一人一人の態度姿勢は，発言のしやすさにつながります。先に述べたような他者に伝わっているのかなといった心配を感じた時に，誰かが自分を見たり，うなずいていたりした時には，その心配がなくなった経験はありませんか。このように着席の仕方や参加者の態度姿勢は，一人一人が安心して発言できる環境につながり，ディスカッションを盛り上げる一つの工夫です。

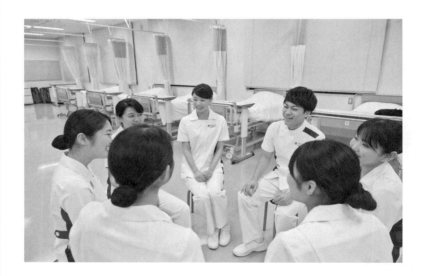

D ディスカッションで大切なこと【実践編】

　ディスカッションをする上で，大切なこと【準備編】を行った上で，実践においても工夫できることはあります。参加者の役割を分担し，参加者一人ひとりが役割発揮できるよう積極的に参加し，そしてディスカッションを振り返り，今後のディスカッションに活かすということです。これらを踏まえて，より良いディスカッションを目指し，実際のディスカッションを通して，学んだことや反省等を自分の実践知として大切に，より良いディスカッションに向けた方法を模索していきましょう。

1 参加者の役割分担を行うこと

　参加者の役割分担は，効果的なディスカッションの進行につながります。参加者が，気ままに自分の意見や考えを述べたり，質疑応答したりと勝手な行動をとっていては，順調にディスカッションを進めることはできません。司会あるいは進行，タイムキーパー，記録などの役割を決めましょう。

1）司会・進行

　司会・進行は，ディスカッションを進めるうえで，一番重要な役割となります。ディスカッションのテーマに関する目的・目標や論点を確認した上で，ディスカッションの進め方や時間配分を参加者と共有します。最初に議論を始めるポイントを示したり，話の方向性を適宜確認したりするなど，参加者の合意を得ながら，ディスカッションを進めます。例えば，事前にテーマについて調べてわからなかったことや疑問に思ったことを共有することから始めても良いでしょう。特に看護の勉強では，初めて見聞きし，学習を進めることが大多数となります。この事前学習内容の共有は，お互いのテーマに関する理解を深め，各自の考え・意見を膨らませる時間にもなります。

　司会・進行には，ディスカッションを深め，目的を達成できるようにするために様々な対応が必要となります。質疑応答が活発になるような声掛けや，参加者が平等に発言できるように配慮します。発言が長く時間が不足しそうな時には，タイムキーパーと協力しながら，まとめて話すよう促したり，消極的であったり発言をしたそうな様子がある人には「〜さんはどう考えますか」と発言を求めましょう。発言内容が不明瞭である場合や長くなり主張が分かりにくくなっている場合には，その内容を要約し，確認することで，発言者の真意を参加者が理解できるようにします。議論が盛んになると，次第に論点がずれていくこともあるので，論点の軌道修正が必要です。特に，論点の異

なる意見に対して，意見交換は始まらないようには注意しましょう。ただし論点が異なるように見えても，テーマを考える上では必要な場合もあるので，今の論点に関する議論が終わった後に取り上げるかの判断は必要です。更に，節目では，これまでにあがった議論をまとめて，議論が深まるように促します。例えば「ここまで○○について○○や○○といった意見が出ました。次に○○についてさらに議論を進めたいと思いますが，皆さん良いですか」という感じです。

このように司会・進行は，ディスカッションの成果を左右する重要な役割があります。看護学生として授業や臨地実習カンファレンスにおいてその役割を担う時には非常に緊張する時間でもあると思います。司会・進行役が失敗と感じる体験に，議論が盛り上がらず，参加者は沈黙，そして司会・進行の独壇場―司会・進行役の学生が話し続けるということがあげられます。このような沈黙場面の振り返りで，司会・進行は「発言が出ないから，話さないといけないと思い話し続けた」といい，一方，他学生は「質問や意見を言おうと考えていた」と述べ，沈黙の時間の意味が異なりました。沈黙は時には「考える時間」としても必要であることは意識し，ディスカッションの進行に役立てましょう。

2）記録

記録は，意見の概要をホワイトボードや用紙にまとめる役割となります。よく参加者全員がメモをとっている様子をみかけることがあります。メモを取ることは悪いことではありませんが，書くことに集中すると，発言者が発言しやすい反応を返すことが困難になります。記録担当者が，主な発言内容や話の流れを残すことで，議論の流れに応じて必要な時に，参加者全員で内容を振り返ることができます。そして参加者はディスカッションにより集中し，ディスカッションが深まります。

3）タイムキーパー

タイムキーパーは，ディスカッションのテーマや進行の状況に応じて，時間を管理します。特に臨地実習におけるカンファレンスでは，発表時間や質疑応答の時間を管理するうえで，非常に重要な役割となります。発表5分という共有の元でも，発表時間が延長することがあります。発表時間の延長は，質疑応答の時間や他学生の発表時間を減少させることもあり，学びの深まりに影響するので十分留意しましょう。ディスカッションの流れをみながら時間内にまとめまでいけるように終了時間（延長は5〜10分以内にしましょう）や次の発言時間，質疑応答の時間を再調整することも必要です。

沈黙は時には「考える時間」

意見交換の途中で沈黙となることがあると思います。参加者は，今までの議論を整理し，自分の発言を考えている，あるいは議論についていけなくなっていることも考えられます。
「少し考える時間にしましょうか」「議論を整理しましょうか」など参加者の状況や思いを確認し，ディスカッションの進行に役立てましょう。

2 参加者一人ひとりが役割発揮できるよう積極的に参加すること

「1. 参加者の役割分担を行うこと」で，ディスカッションの進行に大切な役割を述べ，特に司会・進行が重要な役割であることを示しました。しかし司会・進行が頑張れば，ディスカッションは順調に進むというわけではなく，参加者一人ひとりが積極的にディスカッションに参加することが必要不可欠です。ディスカッションの定義や司会・進行のよくある失敗をみても，それは一目瞭然です。参加者一人ひとりが，意見を言い合うことでディスカッションは成り立ち，司会・進行はその議論の流れを作る役割でしかありません。参加者は，司会・進行は重要な役割であることを理解しつつ，積極的にディスカッションに参加する，すなわち発言することが大切です。

特に看護学生としてディスカッションを行う場合，司会・進行を担う同級生は，自分と同じように経験が少なく，緊張をしながら役割を担っています。その役割を自覚しても，発言の促しやまとめ，論点の軌道修正，タイムコントロール等のすべての役割を担うのは困難な場合があります。だからこそ，参加者一人ひとりが積極的にディスカッションに参加し，司会・進行を助けながら，みんなでより良いでディスカッションを作り上げることが重要なのです。自身や他者の発言の傾向（よく話す，発言が苦手など）を踏まえて発言したり，発言を促したりすること，論点がずれていると感じたら，司会・進行が指摘するのを待つのではなく，「話ずれているように感じるけど，どうかな」と言うなど，積極的に参加することが期待されます。

積極的に参加するには，他者の意見と異なる場合においても臆することなく発言することも含まれます。ある発言に対して，皆が同調しているので，他の考えを発言するのをやめてしまった経験はありませんか。日本は和を重んじる社会・文化背景の影響が少なからずあるかもしれませんが，「異なる」を発言することを恐れる必要はありません。むしろディスカッションにおいては「異なる」発言ができることに誇りを思っても良いくらいです。異なる意見を数多く出し合い，全員でそのテーマについて考え続けることで，ディスカッションは深まります。

3 ディスカッションを振り返り，今後につなげること

看護を学ぶ上で，「どうしてあなたはそう思ったの？ そう考えたの？」「どうして患者さんはそう言われたのかな？ そうされたのかな？」と「どうして？」を何度も問われ続けます。学生の時に私自身「どうして？ 他にはない？」と問われ続けることに「正しい」答えを

> **すなわち発言することが大切です。**
> グループでの発言には得意・不得意があると思います。不得意と思う学生は，まずは隣の人と話すことから始めてみましょう。詳細は1編「7. 仲間と学ぶスキル」を参考にしてください。

> **看護とは一つの「正しい」を求めるのではありません。**
> 「対象者にとって望ましい看護とは」を追求するときに，その方向性はある程度決まるかもしれませんが，一つの正解にはなりません。なぜなら，その看護を受け止める対象者が一人ひとり異なり，そして看護をうける時におかれている状況もまた日々異なるからです。「あなたが心地よい，快適であると感じることは，親・友人などと同じですか？いつも同じように感じますか？」一期一会の対象者との関わりを振り返り，よりよい看護を追求しましょう。

出せていないからだと考えたこともありました。しかし看護とは一つの「正しい」を求めるのではなく十人十色の対象者さんにとっての「より良い」を追求するのであり，「どうして？　他には？」は必要な問いです。このように追求することで，その事象が意味していること，意義となること，根拠づけが明らかになります。そして良くできたこともできなかったこともその事象を丁寧に振り返ることで，次に留意することやその対応が明確になります。そしてこれを踏まえて次に実践し，また振り返ることで，実践知が蓄積されます。

ディスカッションにおいても個人として，グループとして実施内容を振り返ることは，次のディスカッションにつなげる大切な学習の機会になります。発言内容や進め方などを踏まえて，自分たちの体験を振り返り，意義となっていることや根拠づけを行います。そして課題としてあがった内容については，次に改善できるような具体的な解決策を考えましょう。例えば，発言のしやすさ，あるいはしにくさには何が影響していたのかを考えると次のディスカッションでの発言のしやすい環境づくりなどにつなげられます。

4 ディスカッションを行い，学びを深める

ディスカッションは，事前の準備や発言する時の緊張など，決して簡単な学習機会ではありません。しかし，実際に行ってみると，自分では思いつきもしなかった意見や異なる物事の見方が分かるなど，数多くの発見を得られる機会にもなります。ディスカッションワークシート（例）は，ディスカッションの流れや終了後の振り返りの視点などを踏まえてまとめたものです。是非ワークシートを用いて，ディスカッションを有意義に進められるようチームで努力しましょう。振り返りの時には，【できた】【できない】などの行動レベルのチェックに留まらず，どうしてそう思ったのか，どうしたら良いのかなど理由や具体的な方法も合わせて考えましょう。そして次のディスカッションに向けて自分たちなりのチェック項目を作成しましょう。

文献

- 安部敏樹：いつかリーダーになる君たちへ　東大人気講義チームビルディングのレッスン，日経BP社，2015.
- 福澤一吉：議論のルール，日本放送出版協会，2010.
- 堀公俊，加藤彰：ロジカル・ディスカッション　チーム志向の整理術，日本経済新聞出版社，2009.
- 松本茂，河野哲也：大学生のための読む書くプレゼンディベートの方法，玉川大学出版部，2015.

❽ ディスカッション・スキル

ディスカッション・ワークシート(例)

日時：　　　　　　司会(　　　　)記録(　　　　)タイムキーパー(　　　　)

テーマ	
テーマ選定理由	(テーマに選定に至った背景・参加者の経験や考えを共有しましょう。)
目的	
事前学習	(テーマに関する用語，現在の状況－統計学的指標や治療・看護などを調べ，自分の考え等をまとめ，参考資料は持参しましょう。)
論点	(事前学習内容を踏まえて，ディスカッションの論点について皆で考えてから，始めましょう。主な発言内容は，別にまとめましょう。)
まとめ	
振り返り	(ディスカッション後に，自分自身及びディスカッション全体として振り返りましょう。その際，「できた」「できなかった」に留まらず，そう考えた理由「どうして？」も考えましょう。また振り返り視点も追加していきましょう。) 1. 自分自身として □事前準備は十分に行えた。 □自分の役割を理解し，参加できた。 □主体的に発言した。(　　回以上) □他者に伝わりやすい発言を心がけた。 □他者の意見を聞き，フィードバックできた。 　(うなづく，質問するなど) □ □ □ 2. ディスカッション全体として □参加しやすい雰囲気づくりができた。 　(着席・参加者の反応等) □論点は議論しやすい内容であった。 □参加者一人ひとりの発言を大切に，多様な考え方を共有することができた。 □テーマについて様々な角度から考えることができた。 □テーマ・目的に沿ったまとめを導きだせた。 □ □
成果と今後の課題	(ディスカッションを振り返り，今回できたこと，今後のより良いディスカッションに向けて頑張りたいことなどを具体的に考えましょう。)

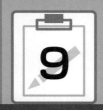

演習・実習で必要なスキル

第1編　スタディ・スキル

学習日

A　20　年　月　日　　20　年　月　日　　20　年　月　日　　20　年　月　日

B　20　年　月　日　　20　年　月　日　　20　年　月　日　　20　年　月　日

C　20　年　月　日　　20　年　月　日　　20　年　月　日　　20　年　月　日

実習では，実際に対象者とかかわります。実習でしか体験できない具体的かつ個別的な経験を学内で学んだ知識・技術と結びつけることで，今までの学習を生きたものとして身につけていきます。演習は，実習の場を想定した学習の場であり，講義と実習の架け橋となります。そのため，演習でも実習同様の姿勢や態度が求められます。ここでは，演習・実習に臨む姿勢や態度，必要となる基本的スキルについて学習していきましょう。

A　演習・実習に臨む姿勢や態度

実習は，病院や保健所などさまざまな場所で行われます。看護学生と知らない人から見れば，学生も職員の一員として見られます。そのため，学生にも社会人として，そして看護専門職としての自覚と行動が求められます。ここでは主に実習を想定した内容について述べますが，もちろん演習にも共通する内容です。実習ですぐに習得できるものではありませんので，演習の時から意識し取り組む必要があります。

1　基本的マナー

人に対する思いやりや相手を気遣う気持ちを動作や態度で表したのがマナーです。常に「相手の立場」に立って考え行動をとることが大切です。

1）言葉使い

丁寧な言葉遣いをしましょう。対象者との会話では，専門用語ではなく，対象者が理解できるような用語を用い，声の大きさ・声のトーン・話すスピードなど，相手の状況に合わせて会話を進めることが大切です。反対に，実習指導者や医療関係者との会話では，適切な専門用語を用いましょう。

演習においても同様です。演習では，学生同士で患者役，看護師役になり技術練習を行います。実習のような緊張感がないため，ついつ

い「○○ちゃん」と普段の呼び方をしたり，患者との会話というよりは友人同士の会話になりがちです。こういった言動は，実習の場でも出てしまいます。学生同士であっても「○○さん」と苗字で呼び，丁寧な言葉使いや話し方を習慣化しておきましょう。

2) 身だしなみ

第1印象の大半は外見で判断されます。清潔感のある身だしなみを心がけましょう。ユニフォームは定期的に洗濯し，常に清潔な物を着用しましょう。長い髪は，毛髪が落ちてこないようきれいにまとめましょう。前髪や横髪が顔にかかり，手で触れることがないようにしましょう。また，香りの強い化粧品や整髪料は対象者に不快感を与えることがあるため，香りの強いものは控えましょう。世代や個人により，身だしなみに関する意識が少しずつ異なります。そのため，自己の価値観で考えるのではなく，相手の立場に立って考えることが大切です。

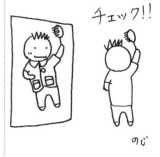

3) 時間厳守

看護の現場では，さまざまな場面で時間を守ることが求められます。例えば，手術の場合は，決められた時間までに必要な処置を行い，手術室に患者を搬送しなければなりません。また，化学療法では，薬物投与の時間や速度，バイタルサインの測定時間などが細かく決められている場合があります。つまり「時間を守る」ということは，「患者の命を守る」ことになるのです。さらに，人との関係においては，時間を守るという行為が対象者や医療関係者との信頼関係を構築するための大きな要素となります。このように「時間を守る」ということは，それ自体が看護の1つといえます。実習・演習においても，さまざまな時間的制約が設けられています，集合時間・報告時間，記録の提出時間など，それら一つ一つが看護に繋がる行為であることを意識し，時間を守る習慣を身につけていきましょう。

2 学習者としての積極的・主体的な態度

講義などの科目は，講義を聞くという比較的受動的な学習が多いと思います。しかし，実習は一方的に講義を聞くといった科目ではありません。実習に関わる教員や実習指導者は，学生が学べる環境をできる限り整える努力はします。しかし，一番大切なのは，自分自身で学ぶといった，学生自身の積極的な姿勢・態度です。そのため，実習や演習では，以下のことを心がけましょう。

1) 予習・実践・復習の繰り返し

実習では，看護計画を立案し，それに沿ってケアを実施します。ケア実施前には，まず必要な予習を行います。事前の準備がケアの質を

大きく左右します。実施後は，対象者の反応，教員・指導者からの助言を含め，振り返りを行います。うまくいかなかった場合は，その原因を考え，教科書や参考書を参考にしながら次回に向けて計画を再検討します。原因を考える際は，対象者の反応を注意深く分析しましょう。「なぜそのような言動をしたのだろうか」と，対象者の言動の裏側にある対象者の思いを考えるようにしましょう。

ケアの後には対象者から「ありがとう」と感謝の言葉が述べられることがあります。それに満足してはいけません。対象者の発言がケアの満足度に対する言葉なのか，学生が一所懸命実施してくれたことへの言葉なのかを見極める必要があります。対象者の発言だけでなく，その時の表情や反応も含め，客観的に評価することが大切です。予習・実践・復習のサイクルを習慣化するためにも，学内の講義や演習の時から心がけておきましょう。

2）わからないことはわからないと言う

十分な学習を行い実習に臨んだとしても，わからないことや疑問はたくさん出てきます。教員や実習指導者に聞くと怒られるのでは？と，わからないことをそのまま放置するのではなく，素直に「わからない」と表現しましょう。学生同士でディスカッションすることも重要です。解決しない場合は，教員や実習指導者に助言を求めましょう。その際，自分自身がどこまで理解しているのか，どこからわからないのか，できるだけ具体的に伝えるようにしましょう。そうすれば，教員・指導者は，学生が困っている内容を理解することができ，学生に対してより具体的な指導を行えます。実習の期間は長くはありません。有意義な実習とするためにも，適切なタイミングで適切な助言が受けられるよう，疑問点等を積極的に発言していきましょう。

3 看護学生としての責任ある行動

1）守秘義務

看護職はさまざまな場面で対象者の個人情報を扱います。個人情報の保護や守秘義務の遵守に努めることは保健師助産師看護師法（以下，保助看法）や看護者の倫理綱領（日本看護協会，2003）にも示されており，それは看護者としての基本的責務といえます。

看護学生においては，実習中に普段知ることのできない対象者の個人情報を知ることになります。実習で知りえた対象者の個人情報は一切口外してはいけません。実習が終わると気が緩むからか，帰りの公共交通機関内で対象者の話をしていたという事例が時々発生します。実習病棟を出た瞬間から，個人情報を含む会話は一切しないよう細心の注意を払いましょう。

個人情報
個人情報とは，生存する個人に関する情報であって，氏名，生年月日，その他の記述等により特定の個人を識別することができるもの，個人識別符号が含まれるもの（カードや書類で個人に割り当てられた文字・番号・記号など）と定義されています（個人情報の保護に関する法律第2条第1項・2項）（個人情報保護法委員会HP）。

保健師助産師看護師法
保健師，助産師及び看護師の資質の向上，医療及び公衆衛生の普及向上を目的として定められた法律であり，看護職はこの法律の下で業務に従事する義務を負います。この法律の中にも，看護職は業務上知り得た人の秘密を漏らしてはならないことが述べられています（第42条の2）（厚生労働省HP）。

看護者の倫理綱領
あらゆる場で実践を行う看護者を対象とした行動指針であり，15の条文からなっています。第1～6条は看護を提供する際に守られるべき価値・義務について，第7～11条は看護の責任を果たすために求められる努力について，第12～15条は土台としての個人的徳と組織的取り組みについて述べられています。

また，個人情報が記載されている記録やメモ帳を紛失しないよう，しっかりと管理しましょう。記録類の管理の方法については，学校により多少異なります（記録類は自宅に持ち帰らないというルールを設けているところもあります）。学校で決められたルールを守ると同時に，自己の性格や特徴に合わせた管理方法を工夫することも大切です。
　看護学生として責任ある行動をとるためにも，個人情報の保護や守秘義務について定めている個人情報の保護に関する法律（個人情報保護法）や保助看法などを確認しておくことも大切でしょう。

2）報告・連絡・相談

　看護者はヘルスケアチームの一員であり，チームで対象者の治療やケアにあたります。ヘルスケアチーム内での報告・連絡・相談が，質の高いケアを適切なタイミングで提供することに繋がります。さらに適切なタイミングでの報告・相談は，対象者やヘルスケアチームのメンバーからの信頼を得ることに繋がります。

　実習では，学生が1人でケアを実施することはほとんどありません。多くは実習指導者や教員の指導のもとで実施します。しかし，教員や実習指導者が常に学生のそばにいるとは限りません。そのため，学生が，いつ，どこで，何を，どのように計画しているのか，1日の行動計画やその根拠を，教員や実習指導者に伝えておくことが重要です。

　また，実習中は，判断に困る場面にも直面します。車椅子への移乗を依頼されたが自分の技術力では自信がない時，むせがある対象者から内服薬の介助を依頼された時など，さまざまな場面があります。困った場合は自己判断で対応せず，必ず実習指導者や教員に相談しましょう。対象者が希望したから実施したという無責任な行動は，患者の安全を脅かすことになります。自分のアセスメント力や判断力・技術力を客観的に判断しておくことも大切です。客観的な自己分析が，過信をなくし，他者に相談するといった行動へとつながっていきます。

個人情報の保護に関する法律（個人情報保護法）
この法律では，個人情報の定義や個人情報の適正な取扱いに関する基本理念等が述べられています。情報化の進展により個人の権利・利益の侵害の危険性が高まったことや，国際的な法制定の動向への対処として2005年4月に施行され，2017年5月には新たな内容を盛り込んだものへと改正されています（個人情報保護法委員会HP）。

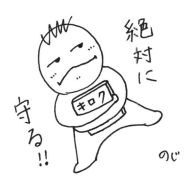

B 演習・実習に必要な基本的スキル

1 テキスト・資料の活用

　予習の時はもちろんのこと，復習の際も今までの授業資料やテキスト・参考書を活用し，実施した内容を振り返りましょう。時々，自分が感じたこと，実施したことのみを記載している人がいますが，それでは，次に繋がる学習にはなっておらず，実習記録・演習記録として意味を成しません。自分が感じたこと，自分が実践したことを理論に戻り振り返ることで今までの学習が知識として定着していきます。また，対象者や自己の行動に意味づけがなされることで対象理解・自己理解が深まり，広がっていきます。

　さらに，実習はさまざまな知識を活用し，統合していくという作業となるため，1つのテキストや参考書での学習では不十分です。学習内容に応じて，解剖生理学のテキスト，看護技術のテキスト，看護過程のテキスト等，たくさんのものを活用しなければなりません。必要な時に，必要な資料やテキスト・参考書を活用できるよう，普段から資料の整理をしておくことが大切です。

2 効果的なディスカッションの実施

　ここでは，実習や演習での効果的なディスカッションについて解説します（詳細は「8. ディスカッション・スキル」を参照）。

1) テーマの設定

　実習のカンファレンスは実習指導者に参加していただくこともあり，学生は非常に緊張した中でディスカッションを行うことになります。カンファレンスの時間は30〜60分程度ですので，カンファレンスが始まってからテーマを決めるのではなく，事前に決定しておく必要があります。実習指導をしていると，「カンファレンスのテーマがなかなか決まらない」といった声よく耳にします。どうにか決めたテーマも抽象的な場合が多く，テーマが定まっていないがゆえに，意見がいろいろな方向に分散し，ディスカッションが深まらないということもしばしば見られます。そして学生たちは「テーマを決める際に話し合った内容の方が有意義はディスカッションができた」と発言するのです。こういったことは何故起きるのでしょうか？　実習指導者や教員の存在を意識しすぎ，かっこいいテーマにしないといけないと思っているのでしょうか？

　実習の醍醐味は，現実の対象者と接し，個別的で具体的な学習ができることです。そのため，対象者とのかかわりを通して，学生が日々悩んでいることを素直にテーマにしましょう。素直に感じている疑問

や悩みの中に，学ぶべき重要な内容が含まれているのです。

例えば「コミュニケーションについて」という抽象的なテーマにするのではなく，「構音障害のある患者へのコミュニケーションについて」など具体的なテーマを設定しましょう。その方が意見を出しやすくディスカッションも深まります。

2) 事前準備

カンファレンスの参加者には，テーマとテーマを決定した理由を事前に伝えましょう。資料がある場合は，事前に参加者全員に配布するようにしましょう。そして，カンファレンスまでに時間を見つけ，資料に目を通しておきましょう。学生は自分の受け持ち対象者のこと意外は基本的に知りません。カンファレンスの時間は30〜60分程度であり，その中で，充実した意見交換を行うためには，事前の準備が非常に重要となります。また，指導者も目を通すことができれば，指導者から効果的なアドバイスを受けることができます。

学生の場合は，緊張のあまり，自分の意見をうまく発言できないことも多くあります。そのため，事前に自分の発表内容のポイントを整理しておくと良いでしょう。ただし，自分の発言を一言一句メモに書き出し，参加者の反応を見ることなく，ひたすら発表するということはしないようにしましょう。一方的な発表では，聞いている側は理解できません。カンファレンスに慣れるまでは，事前に話す内容を簡単にまとめておくのも一つの工夫ですが，慣れてきたら，ポイントだけを書き出し，参加者の反応を見ながら発表するようにしましょう。

3) 役割分担と役割の遂行

事前にカンファレンスでの役割分担をしておきましょう。限られた時間内でのカンファレンスですので，司会者の役割も重要です。テーマが逸れた場合は，軌道修正するなど，ディスカッションが深まるように留意しましょう。司会以外のメンバーは，メンバーとしての役割を認識し，発表者の意見をよく聞き，積極的に発言しましょう。最初は自分の考えをうまく伝えることができないかもしれません。しかし，貴重な機会ですので，失敗を恐れることなく，発言しましょう。そういった態度で臨むうちに，少しずつ論理的に発言することができるようになります。

また，発言の際は，自己の考えだけでなく，そのように考えた理由を含め発言しましょう。他者の発言に対して質問する場合は，質問の意図を明確に伝えましょう。相手の考えを理解し，また自分の考えを他のメンバーに理解してもらうことで意見交換が進んでいきます。

4) 演習におけるディスカッション

実習では，対象者に自分の発言やケアに対する評価を細かく聞くこ

とは難しいと思います。遠慮して率直な意見を言わない方もおられます。しかし，演習では，学生が患者役のため，実施後に遠慮なく率直な意見交換ができます。また，看護師役・患者役以外に，観察者を設けることができる場合は，観察者の客観的な目からの意見ももらえます。そのため，それぞれの役割を理解し，それぞれの立場から積極的に意見交換をしましょう。1人の実施が終わるごとにディスカッションを行うことで，前の反省を次の実施に活かすことができ，どんどん質の良い演習となっていきます。

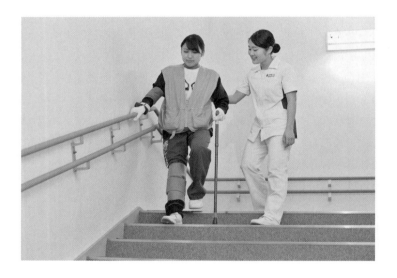

C 演習・実習の記録の書き方

1 演習や実習における，メモと記録の必要性

　演習や実習の場では，机に向かい椅子に座って受ける受身の授業ではなく，立った状態で話を聴いたり，対象者に援助したりと活動しながら学ぶことも多くなります。そんなときに活躍するのが「メモ帳」です。ナース服のポケットに収まり，すぐに取り出せて必要なことをさっと記録することができる，看護学生にはとても大切なものになります。

1）メモの効用

　ところで，みなさんは人の話をメモしたことがありますか？「メモなんてしなくても覚えているよ」と，記憶力に自信がある人もいるかも知れませんね。ですが，人の記憶には限界があります。人間の記憶と忘却について実験した研究がありますが，人は20分後に42％，1時間後には56％忘れてしまうといわれています。つまり，覚えた直後から人は忘れていってしまうという研究結果が出ているのです（エビングハウスの実験）！　ですから，話を聞く中で大事な部分や気づいたことはメモを取るようにしましょう。

2）メモの活用場面

　さて，実習でメモを活用する場面は2場面あると考えます。

　1つ目は，指導者や教員からの指導や助言を得る場面です。看護の場面は対象者一人ひとり状況が異なるので，同じように看護者が働きかけても，まったく同じやりとりはほとんどありません。そのような1回性の現場において，指導者や教員からもらう助言は，他の誰も覚えていてはくれませんし教えてもくれません。したがって，指導者や教員からの助言はメモを取りましょう。

　2つ目は，対象者の観察場面です。観察はとても重要な看護ですが，血圧や脈拍，体温，会話内容など短時間の関わりの中で観察する内容は多岐に渡ります。いくら記憶力が良くてもすべてを完全に覚えておくことは不可能といえます。最近は，電子カルテが導入されており，看護師は電子カルテとともに移動し，対象者の観察を行ったことはその場で入力するようになっています。そうすると間違いも無く，忘れることもありません。しかし，看護学生に電子カルテはありませんのでメモ帳が電子カルテ代わりになるのです。

3）メモ（＝記録）の必要性

　また，記録の必要性ですが，演習記録は，実施する看護技術を振り返り，その根拠や思考過程を整理し，自分自身の課題を明確にするために記載します。演習では単にモデル人形やシミュレーターを用いる

・科学辞典：エビングハウスの実験
https://kagaku-jiten.com/learning-psychology/ebbinghaus.html
（2018年1月29日閲覧）

だけではなく，学生が対象者役もします。対象者役をすることによって，対象者の体験を自ら行い対象者の気持ちを想像し考えることができます。初めからうまくできるわけではありません。失敗しながら，どうすれば対象者に安全で安楽，そして安心できる援助を提供できるか考えてもらいたいのです。

実習記録は，自分の関わりを客観的に振り返り，対象者に安全・安楽・安心な技術を提供する上での学びを整理し，それまで学習した知識や技術を統合するために記録します。実習は実際に入院・入所している方を受け持ちます。一つ一つの関わりが，対象者に何らかの影響を与えます。だから，学生は自分の関わりが相手に与える影響を考えながら，自分の行動に責任を持たなければなりません。そして，皆さんは学生の立場であり，対象者との関わり一つ一つから学ぶ責任もあるということを覚えておいてください。

2 メモの取り方

1) 要約

メモの取り方のポイントは，要約して書くことです。指導者・教員の助言を一言一句書き留めていたらメモは間に合いませんし，メモを書くことに必死になり肝心の話を聞けなくなってしまいます。この指導者・教員の話を聞くという姿勢を示すことと，メモをとることのバランスは経験をすることで獲得してほしいと思います。メモをすることが目的ではなく，あくまでメモは記憶の補足手段であることと捉えてください。なお，メモを学習に役立てるには，「家で調べる！」「明日確認する！」など，自分のやるべき行動として吹き出しにするとよいでしょう。また，観察項目を事前に書き出していたり，日付ごとに整理したり色々と工夫している学生さんもいました。自分なりに見やすく使いやすい，自己学習に役立つメモ帳作りをしてくださいね。

2) タイミング

また，メモを取るタイミングも大切です。もし，自分が食事をしている横で，誰かがじっと見つめてメモをとっていたらどんな気持ちになりますか？　楽しく話している最中に相手はメモすることに必死だったら？「何を書いているのだろう」「嫌だな」と思うのではないでしょうか。基本的にコミュニケーションや援助をする中でのメモはしないようにしましょう。どうしてもメモをしなければならないこと（例えばバイタルサインの値など）があれば，対象者に「メモをとらせていただいてもよいでしょうか」と声をかけて了承を得てから行うようにしてください。

3) 個人情報の取り扱い

　その他，実習で注意しなければならないことは，メモ帳に個人情報を記載しないということです。個人情報とは対象者の氏名や病名，発言など対象者に関わるすべての情報です。病院や施設での実習において，学生は対象者の個人情報を得ることになります。もしメモ帳を落としたらどうなるでしょうか。対象者の情報は誰かに知られ，悪用されてしまうかもしれません。メモ帳を落とした学生だけの問題ではなく，実習施設や学校にも影響を与えかねない大きな問題となります。以下のことは絶対に守りましょう。

> ・メモ帳に個人情報を記載せず，個人が特定できないように意味のないアルファベットや記号を用いる
> ・メモ帳の表紙には施設名や学校名なども記載しない
> ・メモ帳を肌身離さず持つ工夫をする。（例：メモ帳に穴をあけ紐などを通して衣服に結んでおく）
> ・実習が終わればシュレッダーで破棄する

　くれぐれも，メモ帳の取り扱いは慎重にするということを忘れないでください。

3　記録の仕方―演習―

1) 演習記録の書き方のポイント

　演習記録には「自分の看護技術の手順や手技は，意図や根拠に基づいたものであるかということに加え，対象者役をして感じたことをどう実践につなげるか」について記載します。自分が実施した援助の手順を振り返っただけや，教員から助言をもらったことなどの「事実の羅列」や「感想」のみでは不十分です。

　例えば，演習項目の一つとして「全身清拭」という援助を実施したとします。概ね20分程度で終わらせることができるはずの援助が30分かかったとしましょう。この振り返りが，「予定よりも長く時間がかかったので，次回は短くできるようにしたい。」だったとします。これで，どうやって次回の援助をよくできるでしょうか。これは単なる感想です。「体を拭くお湯はすぐに適温を準備できた？」「ベッドサイドは自分が動きやすい作業域を確保した？」「準備物品の忘れ物はなかった？」など，具体的に自分の行動を振り返ることが必要になります。それが次回の援助をより良いものにしていくことにつながります。さらに，対象者役の視点から予定より長く時間がかかった時のことを考えると「ベテランナースは素早くやってくれたのに」といった不満につながることが想像できるでしょう。このような状態で，対象者と

作業域
何らかの作業のために必要とされる一定の空間を示すが，無理な姿勢を強いることなく効率的な力を活用できるような作業域を至適作業域といいます。

の信頼関係は築けるでしょうか。自分の行動が対象者にどんな影響を与えるのかということも含めて考察をしてほしいと思います。

2) 演習記録の良い例と悪い例

上記の視点で対象者にとって安全安楽、安心な技術を提供するためには何が大切なのかを自分の体験に基づいて具体的に考えるということを意識して記載しています。

【悪い例】

> 今日は全身清拭を行った。予定より長く時間がかかってしまったので次回はもう少し短くできるようにしたい。羞恥心に配慮して行うことが大切だと分かった。全身清拭は大変なんだなと思った。

【良い例】

> 今日は全身清拭を行った。30分もかかり、対象者に待ってもらう時間が長くなってしまった。この理由として、お湯の温度調整に時間がかかったからである。手際よく温度調整ができるように練習をする必要がある…（省略）
>
> 対象者役を通して、肌を露出することはとても恥ずかしかった。だから、できるだけ短時間で行うことや、カーテンを閉めたり、不必要な露出を避けることが大切だと学んだ。また、「恥ずかしいですよね、少しの時間で終わるようにしますからね」と声掛けをしてくれたが、自分の気持ちをわかってもらえた気がして嬉しかった。自分が援助をする際も、対象者の気持ちを考慮した声かけを行っていきたい。

良い例は、失敗体験から、次回の改善策を具体的に検討しています。また、対象者役を通して感じたことを自分の学びにつなげています。このようなポイントを意識して演習記録を書くと高評価につながると思います。

✅ 良い例を参考に、最近提出した演習記録を振りかえり、自分の記録についての考察をしてください。

4 記録の仕方―実習―

1）実習記録にはいくつかの種類がある

例えばヘンダーソンの基本的看護の構成要素（2009）を用いた実習記録には以下の様式が含まれています。

①実習日誌：実習目標や，自己の行動計画を記載して振り返る用紙
②アセスメント用紙：対象理解のための情報を整理する用紙
③関連図：アセスメントした内容について，対象者を中心に関連性を図示し，看護課題を明確にする用紙
④看護計画用紙：対象者の看護課題と看護計画を整理する用紙
⑤援助計画用紙：援助に対する具体的な手順と，実施したこととその振り返りをまとめる用紙

2）実習記録の書き方のポイント

①実習日誌：基本的には演習記録と同様で，「事実の羅列」や，「感想」のみにならないように気を付けてください。実習では自己目標を意識して，自分の行動を振り返り学んだことを記載します。自己目標として，「○○を知る」「○○を見学（実施）する」などは，あまり良い目標とは言えません。なぜなら「知る」「見る」「行う」などは学生の経験にはなりますが，それだけでは学びとは言えないからです。何のために知りたいのか，何のために見たいのかが大切になります。

【悪い例】

> 入浴介助を見学する。

【良い例】

> 入浴介助を見学し，実施時の配慮点を考える。

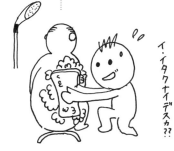

良い例は，見学をどのように看護につなげるかまで考えられています。

目標が明確であれば，実習での学びも具体的で深くなります。日々の積み重ねになりますので，毎日の実習目標はしっかりと考えてくださいね。

②アセスメント用紙，③関連図，④看護計画用紙：授業で丁寧に学ぶことができると思いますのでここでは省きます。

⑤援助計画用紙：援助計画用紙の様式は各学校によって様々だと思いますが，概ね以下の4つの内容を踏まえています。(1) 援助の目的・対象者の目標，(2) 援助の手順，(3) 実施，(4) 評価。

(1) 援助の目的：対象者にとってなぜその援助を行うのかという視点で記載します。一般的な目的だけではなく，対象者の身体や心理状態等個別性のある目的を考えてください。

(2) の援助の手順：標準的な援助計画だけではなく具体的な配慮点や留意点を加筆し，自分の行動レベルで記載します。そうすることで，実際に援助を行う時の戸惑いや不安は軽減すると思います。「○○について説明する。」などの項目のみでは，イメージがつきません。どのように声をかけるのか，環境はどのように調整するのかなど，具体的に自分の行動レベルで記載するようにしましょう。

　(3) 実施：自分が計画した援助がどのように行われ，対象者の反応はどうだったかを記載します。大事なことは対象者の反応です。対象者にとってその援助が適切であったかということを振り返る上で重要な情報になります。自分が行ったことを丁寧に振り返るだけでなく，対象者の反応（発言や表情など）を具体的に書くようにしましょう。

　(4) 評価：対象者に合った援助ができたのか，目的・目標は達成できたのかということを振り返ります。「良かった・良くなかった」というのは感想ですので，何故それが良かったのか・良くなかったのかを根拠をふまえて記載することが大切です。自分の行動と対象者の反応の意味を合わせて考察し，より良い援助に向けての改善策を検討しましょう。

　実習記録を書くためには，テキストや資料の真似や写すだけはなく「考える」プロセスがたくさんあります。そのため，かなりの時間と労力を費やしますが，そのプロセスを踏むことで対象者によりそった看護が考えられるのだと思います。その他の実習記録にはプロセスレコードもあります。詳しくは（p.190）を参照してください。

文献
・佐藤智明, 他(編)：新編大学学びのことはじめ―初年次セミナーワークブック, ナカニシヤ出版, 京都, 2012.
・ヴァージニア・ヘンダーソン(湯槇ます, 他訳)：看護の基本となるもの, 日本看護協会出版会, 東京, 1961/2016.
・百瀬千尋(編者)：看護学生のためのレポート＆実習記録の書き方, 第2版, メヂカルフレンド社, 東京, 2017.

第 2 編

スチューデント・スキル

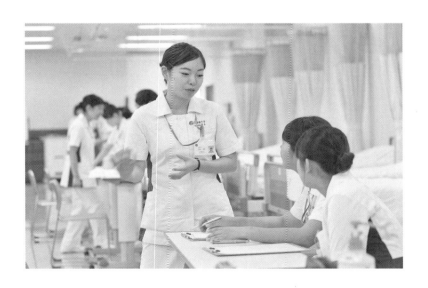

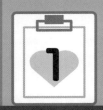

対人関係スキル

第2編　スチューデント・スキル

学習日

A 20　年　月　日　／　20　年　月　日　／　20　年　月　日　／　20　年　月　日
B 20　年　月　日　／　20　年　月　日　／　20　年　月　日　／　20　年　月　日
C 20　年　月　日　／　20　年　月　日　／　20　年　月　日　／　20　年　月　日
D 20　年　月　日　／　20　年　月　日　／　20　年　月　日　／　20　年　月　日

大学生活での他者との出会いは，あなたの人生を豊かなものにしてくれるでしょう。その出会いが，自分にとっても相手にとっても実りあるものとするためには，他者と適切にかかわる「対人関係スキル」は，看護を学ぶうえでも，看護を実践する上でもとても大切です。大学初年次から，さまざまな人々との交流を通して，この大切な技術を，しっかりと身につけていきましょう。

A 対人関係スキル

1 対人関係スキルとは

　対人関係スキルとは，何でしょう。それは，その言葉が示すとおり，「自分以外の人に対するための関係を営む技術」を指します。もう少し簡単にいうと，「自分以外の人と人間関係を上手に営んでいくための技術」といえるでしょう。

　それは，ぺらぺらとしゃべれるようになること，つまり「おしゃべり」が上手になることではありません。対人関係スキルは，他者の気持ちをおもんばかりながら，自分の考えや思いを伝え，わかってもらうためのコミュニケーションの技術であり，コミュニケーションを通して人とよい関係を作っていく技術でもあります。つまり，コミュニケーションは，「量」ではなく，「質」が大きな意味を持ちます。そして，その能力は，誰もがもっているものです。もちろん，得意や不得意はあるでしょう。また，もともと自分は，他人とおしゃべりをするのが大好きだ，あるいは，人なつっこい性格だといわれるなど，他者とのコミュニケーションを好むような性格も関連しているでしょう。でも，大学に入る前に皆さんが学んできた「数学」「理科」などの教科，あるいは，「スポーツをする」「ダンスを踊る」「楽器を演奏する」「歌を歌う」などの身体活動と同じで，得意，不得意があったとしても，それは，「学ぶこと」によって，身につけていくことのできる「スキル

（技術）」なのです。

2 対人関係スキルはなぜ必要か

　大学を卒業し，社会人になると，様々な年齢や立場の人々，自分と異なる考えや価値観をもった人々に出会い，関わることがとても多くなります。そのような人たちとの関わりが，自分にとっても，相手にとっても実りある経験となるよう，「対人関係スキル」を磨くわけです。特に看護を学ぶ人にとっては，他者との関わりを避けとおることができません。なぜなら，看護という学問や実践は，看護を共に学ぶ人や看護を教えてくれる人，そして，何よりも看護を必要とする人との関係の中でこそ学べるからです。

　看護学者のジョイス・トラベルビー（1971）は，看護の目的は，個人や家族，地域社会から，病気や痛みの体験を予防し，そしてその体験に立ち向かえるように個人や家族を援助することであり，そのためには対人関係のプロセスが重要であると述べています（p.122 参照）。

　看護職は専門職業人として，多様な価値観を尊重し，共感的に理解する姿勢や態度を有していることがとても大切です。看護を必要とする人が，自分自身のもっている力を最大限に発揮し，その人らしく健康的に生活することを支援するためには，「この看護師さんとなら」と感じてもらえるような信頼関係を築いていけることが大前提となるのです。さらに，看護職は，築いた信頼関係を基盤にしながら，どうすれば，看護を必要とする人々がその人らしく生活できるのかを一緒に考えていきます。

　また，人々が，その人らしく健康的に生活することへの支援の役割は，看護師だけが担っているわけではありません。医師，薬剤師，ケアマネージャー，家族，地域の人々や保健師など，様々な人々のそれぞれの専門性を生かした関わりによって達成されます。したがって，「対人関係スキル」は，看護を必要とする人々を取り巻く様々な他者との関わりにおいても，とても大切な技術なのです。

3 コミュニケーションとは

　次に対人関係スキルの基盤となるコミュニケーション能力について解説していきましょう。

　自分以外の人との人間関係を上手に営むための基盤となるのが，コミュニケーションという活動です。コミュニケーションとは，人と人が互いの理解に向けて，知識，情報，感情，意思，認識，経験を伝え合い，共有する営みを指します。

　家庭では親やきょうだいなどの家族，大学では教員や友人など，実

習では患者やその家族,看護職がコミュニケーションの主な対象となります。コミュニケーション（Communication）の語源は「共通項」という意味をもつラテン語の「Communicare」であるといわれています。コミュニケーションを通して,私たち人間は,自分と他者に共通する部分を見出したり,ひろげたり,また,他者との絆を作ったり,強くしたりできるのです。

4 コミュニケーションという活動のプロセス

コミュニケーションは,次の循環的で連続的なプロセスからなる活動です（図1）。
①聞き手は,話し手の発信するメッセージを聴き,受けとめる
②聞き手は,話し手の発信するメッセージの意味することを解釈する
③聞き手は,その応答をメッセージにして話し手に発信する
④話し手は,聞き手の発信するメッセージを聴き,受けとめる
⑤話し手は,聞き手の発信するメッセージの意味することを解釈する
⑥話し手は,その応答をメッセージにして聞き手に発信する

5 コミュニケーションの種類と要素

1) 言語的コミュニケーション

言語的コミュニケーションは,文字通り,「言葉を使ったコミュニケーション」のことです。では,「言語」とは何を示すのでしょうか。辞書を開いてみると「人間が音声または文字を用いて,思想,感情,意思などを伝達したり,理解したりするために用いる記号体系」と明記されています。つまり,言語的コミュニケーションとは,音声として言葉を発すること,そして,手紙やメールなど言葉を何かに記すこと

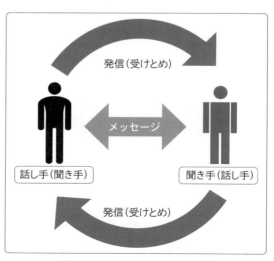

図1 コミュニケーションの構造

によって，相手に何らかのメッセージを送ることを指します。

2) 非言語的コミュニケーション

「目は口ほどにものを言う」という日本古来の「ことわざ」が示すとおり，感情のこもった目つきは，口で話すのと同じくらい気持ちを表現します。このような発話や文章といった言語以外の手段によって行われるコミュニケーションは，「非言語的コミュニケーション」と呼ばれます。

米国の心理学者であるメラビアンとウィナー（1968）によると，人が他者と会話をする際に使用する「言語的メッセージ」は7％で，「非言語的メッセージ」が93％を占めています。つまり，コミュニケーションは，言葉以外の表情や声の大きさやトーン，しぐさなどに，多く頼っているのです。ただし，言語と非言語的な手段は，密接に結びついているものであって，反対を示すものではありません。どちらも効果的に使用することで，より円滑で適切なコミュニケーションが展開されるのです（図2）。

6 対人関係スキルにおける基本的な3つのチカラ

「自分以外の人と人間関係を上手に営んでいくための技術」としての対人関係スキルは，「伝えるチカラ」「聴くチカラ」「関わりのチカラ」，この3つの基本的な能力が基盤となります。大学生活での様々な人々との出会いの中で，この3つのチカラをしっかり育んでいきましょう。

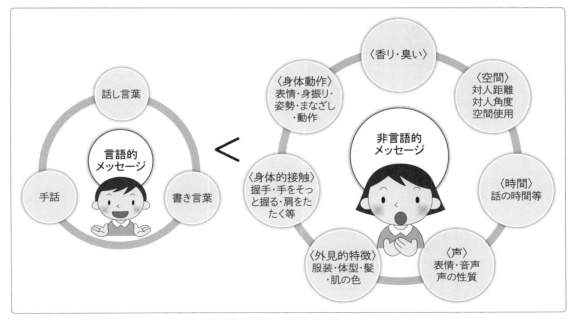

図2 言語的メッセージと非言語的メッセージ

B 伝えるチカラ

対人関係スキルを展開するために必要な基本的なチカラの一つに，相手に自分のメッセージをきちんと「伝えるチカラ」があります。

1 伝えるチカラを発揮するために基本となること

1）自分の窓を他者に向けて開いていること

相手との関係を築くためには，自分自身と相手との距離を縮め，適切な距離を保っていくことが必要になります。そのためには，あなた自身が自分を理解し，他者にとって開かれた存在であること，つまり，「自己理解」と「自己開示」が大切です。対人関係に関する有名な理論に「ジョハリの窓」があります。

この理論において人間は，4つの窓をもっていると考えます（図3）。1つ目は，自分も他人も知っている「自分」を指す「A：開かれた窓（open self）」です。これは，普段から隠すことなくありのままに表現している考え，感情，態度，姿勢，行動など，外見的にも内面的にも他者にオープンにしている部分のことです。2つ目が，自分は知っているけれども他人は知らない「自分」を指す「B：閉ざされた窓（hidden self）」です。これは，短所やコンプレックスなど，自ら意識的に他人に知られないようにしている部分のことです。3つ目が，自分は知らないけれども他人が知っている「自分」を指す「C：盲点の窓（blind self）」です。「話していると身振り手振りが激しくなる」など，他人に言われて初めて気づく癖や傾向性のことです。4つ目が，誰からも未だ知られていない「自分」を指す「D：未知の窓（unknown

> **ジョハリの窓**
> 「ジョハリ」とは，アメリカの心理学者のジョセフ・ラフトとハリー・インガム，それぞれの名前を合わせて作った言葉で，二人が提唱した対人関係モデルを指します。ジョハリの窓では，自分自身をどのように他者に開いたり，閉じたりするのか，対人関係における自己開示と円滑なコミュニケーションの仕方を考えるために考案されたものです。「ジョハリの窓」は，心理学や経営学，看護学など，対人関係が関係する学問や実践において，とてもよく活用される概念です。

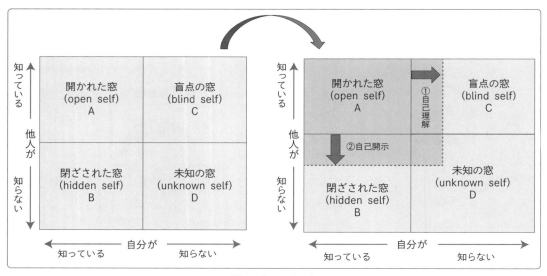

図3 ジョハリの窓

self)」です。初めてなのにうまくできて驚くような体験はないでしょうか。これは、自分も他人も知らない部分のことです。

　自分自身と相手との距離を縮め，良好な関係を築くためには，4つの窓の中でも「A：開かれた窓」を自分自身で広げていくことが必要です。色んなことにトライする，あるいは，他人が自分をどう見ているか意識したり，伝えてもらったりする。この努力を通して，「自己理解」を深めていくことで，あなたの「A：開かれた窓」が広がり，「C：盲点の窓」や「D：未知の窓」よりも大きな窓にすることができます。そして，自分のことを相手に知ってもらうことをトライする「自己開示」によって，「B：閉ざされた窓」の部分が縮小し，「A：開かれた窓」が広がります。このような「自己理解」「自己開示」の努力を重ねることで，「A：開かれた窓」が大きくなり，他者との共通の興味・関心や違いの理解が深まるため，互いの距離も縮まっていきます。このように，他者との関係づくりにおいて，自分自身のことを理解し，他者にオープンでいる姿勢や態度を身につけていくことは，とても大切なことなのです。

2　伝えるチカラを身につけ，発揮しよう

1）挨拶をしてみよう

　「はじめまして」「おはよう」など，気持ちのいい挨拶は，相手によい印象を与えます。

　よい印象は，円滑な人間関係の形成を手助けしてくれます。また，その後の人間関係の維持・発展にも大きな影響を及ぼします。「気持ちいいな」「話してみたいな」と他者から思ってもらえるような「挨拶」を心がけることから実践してみましょう。

▶ⓐ元気に・ハッキリ・自分から

　相手の心に届くようなよい印象をもってもらうには，元気にはっきりとした口調で挨拶をすることが大切です。元気のないボソっとした口調だとせっかく挨拶をしていても，相手に届きませんね。

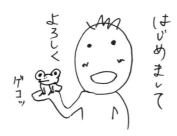

▶ⓑ明るい表情で気持ちを込める

　挨拶をするときは，元気にハッキリした口調であることが大切ですが，言葉以外の表現も伴っていることが重要です。もちろん，その場の状況や相手に応じた口調や表現はありますが，多くの場合，たとえば，暗い表情で「おはよう」と挨拶をされるよりも，明るい表情でされるほうが気持ちいいでしょう。このように言語だけでなく，言語以外のメッセージの送り方にも意識して，挨拶をするようにしてみましょう。

▶ⓒ挨拶以外の言葉を添える

　元気な挨拶だけでも，相手によい印象を与えますが，そこに一言を添えるだけで，会話が始まったり，はずんだりするきっかけになります。「おはよう。今日は暖かいね」「こんにちは。近頃，雨がよく降りますね」などのお天気の話もよいでしょう。このような一言は，「phatic language—場をつなぐ言葉」とも呼ばれ，大きな意味をもつわけではない，差し障りのない言葉かけではあるけれども，その場に居合わせた人と人をつなぐ役割を果たすといわれています。お天気はもちろん，挨拶をする人のことをよく見て，差し障りのない話題を投げかけることは，人間関係を作っていくきっかけを与えてくれます。

2）話しかけてみよう

▶ⓐ他者に関心をもち，情報を得ておく

　新しい人間関係を作っていくプロセスは，「どんな人かな」「話してみたいな」と自分が他者に対して興味・関心をもつことから始まります。そんな気持ちになったら，勇気をもって話しかけてみましょう。挨拶をして，話しかけることで，人生にとってかけがえのない人間関係を作っていくきっかけとなる「最初の出会い」が生まれます。ただ，挨拶はできても，何を話しかけていいかわからない。そんなふうに思うこともあるでしょう。そのため，話したい，あるいは話さなければならない相手のことをさりげなく観察し，興味や関心のあることなどを知っておくことが役に立ちます。

▶ⓑ第一印象に気を配る

　相手から関心や好感をもってもらうために，第一印象にも気を配りましょう。自分が相手だったらどう思うだろうと，自分自身の話し方，表情や態度，身だしなみなど，第一印象に関わることを見直してみるとよいでしょう。

3）自己紹介してみよう

　自己紹介では，それぞれの人が自分について話します。それは，他者に自分のことを知ってもらい，また自分が他者のことを知ることができることから，互いの距離を縮め，実りある関わり合いを始めるき

っかけになります。たとえば，大学に入るといろいろな場面で自己紹介をすることがあると思います。そのときには，次のような工夫を取り入れてみましょう。

▶ⓐ「挨拶」で聞き手を引きつける工夫をする

「こんにちは」「はじめまして」など，最初に元気の良い挨拶から始めることで，聞く人の注意を引きつけることができます。

▶ⓑ名前を印象づける工夫をする

名前は，フルネームで伝えましょう。姓や名が，自分や身近な人と同じだと，他者は親しみをもってくれます。また，漢字の書き方や由来の紹介，有名人などと関連づけた説明をしてみるのもよいでしょう。

▶ⓒ聞き手が共通点や興味をもつ話題を選ぶ工夫をする

出身地や好きなものなど，誰かに共通するであろうことを積極的に話すとよいでしょう。共通点があると，聞き手は親近感をもってくれます。

▶ⓓ聞き手を誘う言葉かけを工夫する

趣味や夢中になっていることを話す場合，「一緒にしてくれる人がいるとうれしいです」「興味のある人は聞いてください」と聞き手に誘いかけるとよいでしょう。また，自己紹介の最後には，「気軽に声をかけてください」など，自分がオープンでいることを知らせることも効果的です。このように自己紹介も工夫して，他者との距離を縮めてみましょう。

3 伝えるチカラのポイント：YOUメッセージ・Iメッセージを効果的に使う

関わり合う相手にポジティブな反応を示す際，「YOUメッセージ」「Iメッセージ」を効果的に使うとよいでしょう。YOUメッセージとは，「あなたの笑顔は，素敵だ」「あなたは，頑張っている」というように，「あなた」が主語となる相手に対する評価を含むメッセージです。Iメッセージとは，「私は，あなたと話せてとてもうれしかった」「私は，あなたのおかげで助かった」というように，「私」が主語になる自分にとっての意義を含むメッセージです。Iメッセージは，受け取った人が喜びや満足感を得やすいメッセージといわれます。評価を通して相手をほめる働きをもつYOUメッセージ，自分にとっての相手の存在の意味や効果を伝えるIメッセージの2つを効果的に使いましょう。

C 聴くチカラ

他者とのコミュニケーションを図り，対人関係を築いていく上で，相手の話に積極的に耳を傾ける，「聴くチカラ」が欠かせません。コミュニケーションという活動のプロセスは，自分のメッセージを相手に伝える（発信），相手の発信するメッセージに注意深く耳を傾け，受け入れる（受容）という，循環的，連続的なプロセスからなる活動です。したがって，「話を聴く」という活動がままならないと，よいコミュニケーションは生まれませんし，人間関係が深まることもありません。また，相手の知識や経験が伝えられても，聴くチカラがなければ，それを理解することも，そこから学ぶこともできません。対人関係はもちろん，人間としての知的活動を営んでいく上で「聴くチカラ」はとても大切なのです。

1 「聴くチカラ」を発揮するために基本となること

1) 聴く姿勢や態度でいられること

話し手の言葉を真摯に聴く姿勢や態度でいられることは，「聴くチカラ」を発揮し，効果的なコミュニケーションを展開する上での基本となります。これは，「傾聴」とも呼ばれます。傾聴では，話し手が「この人は自分の話をよく聴いてくれている」という，「聴いてくれている感」を，聞き手に対して感じられていることが必要です。言語的なメッセージはもちろん，あいづちや表情といった非言語的メッセージ，その場の態度も大切になります。

2) 感情移入と共感的理解

話し手の言葉にきちんと耳を傾け，気持ちをくみ取りながら聴くことが，「傾聴」における重要なポイントです。そこには，相手のことを自分のことのように感じられる心の働きも重要になります。このような心の働きを「共感」と呼びます。もちろん，相手の感情に巻き込まれすぎて，自分を失ったり，混乱したりしていては，「傾聴」はできません。しかし，巻き込まれることを恐れて，相手に「感情移入」し，「共感」することを避けていては，本当の意味で，その人の思いや言葉の意味を理解することは難しいでしょう。相手の気持ちを完全に理解することはできないかもしれませんが，理解しよう，よりそおうとするところから，人と人との関係は育まれていくのです。

2 聴くチカラを身につけ，発揮しよう

1) 話し手の話に反応を示そう

無反応，上の空，そわそわしている。話をしているときに，聞き手

がそのような反応を示していると，話を聞いてもらえた気になりませんね。話し手の話に合った反応を示すことは，円滑なコミュニケーションにおいて，とても大切です。どのような反応を示せば，話し手が積極的に話してくれるかを考えながらコミュニケーションを進めましょう。

▶ ⓐ話に合った反応を工夫する

「うん，うん」「なるほど」「そうなんですね」といった興味を示す反応や「ええっ」「本当ですか」と驚きを示す反応が聞き手に伴っている場合，話し手は「聴いてくれている」「話して良かった」と感じることができます。

▶ ⓑ相手の言葉を繰り返す

「とても感激したの」「そう，感激したんだ」「もう，びっくりしちゃった」「それはびっくりするね」など，相手の使った言葉と同じ言葉で返すことで，話し手は，聞き手が話に乗ってきてくれていると感じます。それによって，会話のテンポがよくなったり，話が続きやすくなったりするといわれています。

▶ ⓒ非言語的メッセージを効果的に返す

視線，身振りや手振り，表情などの非言語的メッセージを送ることが，効果的なコミュニケーションに欠かせません。基本的には，自分が話を聴いているということを，視線，姿勢や動作，話すスピード，声の大きさやトーンによって話し手に伝えることが大切です。また，話し手が悲しい体験を話しているときには，聞き手も心配な表情や悲しんでいる表情を返す，また，話し手が嬉しいことや楽しいことを話しているときには，聞き手は笑顔やジェスチャーで楽しみを共有していることを表現するなど，会話の内容に合わせて，非言語的メッセージを効果的に返しましょう。

2) 話し手の話をきちんと受けとめ，理解する

話し手の言葉に反応しても，内容を理解し，それに合わせた返答ができないと，「話をちゃんと聞いてないな」「わかってくれてないんじゃないの」と思われ，円滑なコミュニケーションが阻害されます。次のことを頭に入れて，話し手の話をきちんと理解することに努めましょう。

▶ ⓐ 5Ｗ1Ｈに注意して聞く

「Who（誰が），What（何を），When（いつ），Where（どこで），Why（どうして），How（どのように）」という「5Ｗ1Ｈ」に注意して，話し手の話を聴き，その内容を具体的に理解するようにしましょう。また，事実なのか，主観なのか，を捉えつつ，相手が何を自分に伝えようとしているのかを考えながら，聴くことが大切です。

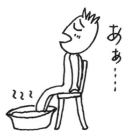

▶ⓑ 話をさえぎらない

　途中で，話の腰を折ったり，急に違う話題にすり替えたりして，話をさえぎらないようにしましょう。相手の話を十分聞いた上で，「私のことも聞いてもらっていいですか」「わたしのことも聞いてくれる？」と依頼する形式で話題を転換するようにしましょう。

▶ⓒ タイミングを考えて，きちんと質問や確認をする

　相手の話を理解するためには，時には「それはどういう意味なのですか？」と質問したり，「それってこういうことですか？」と確認したりすることも必要です。でも，タイミングがずれていると「わかってなかったの？」と話し手に思われてしまいます。タイミングを推し量りながら，きちんと質問や確認をしていくようにしましょう。

3 聴くチカラのポイント：ポジティブな反応を積極的に表現する

　心理学者のアブラハム・マズローは，人間の欲求をピラミッド型の5つの段階に分類し，人は下位の欲求が満たされることで，さらに上の欲求の充足を目指すのだとする「欲求段階説」を提唱しました（図4）。この理論の第3段階にあるように，人は，自分以外の人と関わり合いをもちたいと「所属と親和」を求める存在なのです。そのため，こうした他者との関わり合いが，自分にとって実りのあるもの，喜ばしいものであることを，相手が感じ取れるようなメッセージを発信することは，対人関係を円滑にするためにとても大切なことです。

　そのため，「今日は，いろいろと話をしてくれてありがとう。楽しかった」「一緒に○○ができて，うれしかった」など，関わり合う相手に対して，「あなたと話をしたり，一緒に何かに取り組んだりすることは，とても有意義だ」ということをメッセージとしてきちんと言葉で伝えることが重要です。このようなポジティブな反応を積極的に示してみましょう。

> **アブラハム・マズロー**
> （Abraham Maslow, 1908～1970）
> アメリカのブランディス大学の教授をつとめた心理学者で，看護学はもちろん，教育学や経営学などあらゆる実践的な学問や実践に彼の理論が応用されています。

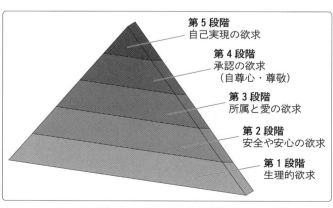

図4 マズローの欲求5段階説

D 関わりのチカラ

　対人関係スキルにおける基本的なチカラの3つ目は、「関わりのチカラ」です。「伝えるチカラ」「聴くチカラ」と合わせて、このチカラをうまく使うことは、円滑な対人関係やコミュニケーションの展開につながります。

❶ 「関わりのチカラ」を発揮するために基本となること

1) 相手を尊重していること

　「十人十色」「蓼食う虫も好き好き」といわれるように私たち人間は一人一人違う、世界に一人しかいないかけがえのない存在です。生きてきた背景やこれまでの経験、考えや価値観、嗜好性は、人それぞれ異なります。つまり、人それぞれ異なる「コンテキスト」を生きているのです。そのため自分とは違う他者との関わりでは、わからなさや反発を感じることも少なくありません。劇作家で元大阪大学コミュニケーションデザイン・センター教授の平田オリザさんは、「わかり合えないこと」を前提としたコミュニケーションの重要性を主張しています。自分と違う人々と関わり合うからこそ、相手の役割や立場、考え方、価値観、文化、権利を尊重することがとても大切になるのです。また、それを言葉で相手に伝えることが必要です。私たち人間は、様々な物事を、自分の都合の良いように捉えたり、自分の価値観を基準に当てはめて判断したりする傾向があります。ですが、そうした捉え方が、必ずしも自分以外の他者にとって正しいわけではありません。実は、非常に偏った捉え方である場合もあります。そのような間違いに陥らないためにも、まずは、相手のコンテキストを受けとめ、理解しようとする姿勢や態度をもち、それを表現することが重要になるのです。

　教育哲学者のネル・ノディングズは、他者がどのような気遣いを望んでいるかは、状況によって、人によって異なると述べています(2007)。つまり、ある人は敬意と尊敬を、ある人は形式にこだわらず、親しみを込めた笑顔での受容や承認を他者から示されることを望むかもしれません。その人の立場や状況、考えを尊重した個別的な関わりが、対人関係においてとても大切になります。

2) アサーティブであること

　ただ、ポジティブな反応を示したり、相手のことを尊重したりするばかりでは、一方的なものとなり、効果的なコミュニケーションにはなりません。自分自身のコンテキストを理解してもらい、自分の考えを表現することも大切です。それは、相手だけでなく、自分自身を尊

ネル・ノディングズ
(Nel Noddings)
スタンフォード大学の名誉教授でアメリカのフェミニズムの哲学者です。ノディングズは「ケアリング」を教育の中心的目的とすることを主張しています。「ケアリング」とは、自己や他者、動物や植物、地球、芸術や道具など、様々な対象に関心を向け、心を砕き、慈しむ営みを指します。ノディングズ自身、実の子供だけでなく、戦争で孤児となった子どもを含めて10人を育てているそうです。人と人とのつながりや気遣いを大切にするケアリングにおいて、対人関係スキルは欠かせないものといえるでしょう。

> **アサーティブ**
> 自分の意見や要求を他者に対して押し通すことではありません。自分の意見や要求を，相手の権利を侵害することなく，誠実に，率直に，対等に表現することを意味しています。

> **コンテクスト (Context)**
> 文脈や背景，前後関係事情を意味する言葉です。

重することにもなります。相手の意図を汲み取り，尊重しながらも，自分の伝えたいことをスムーズに伝える技法は「アサーティブ」と呼ばれます。

2 関わりのチカラを身につけ，発揮しよう

1) 相手のコンテクストを尊重したコミュニケーションを展開する

▶ⓐ相手を尊重するメッセージを積極的に送ろう

　話し手のコンテクストを理解しつつ，状況に応じたコミュニケーションを展開するには，話し手がどのような人かを考えつつ，関わることがとても大切です。したがって，大学の友人，教職員など，関わる人の立場や役割に応じた話し方，聴き方を身につけることも大切です。言葉遣い，視線やうなずき，話している時間や話す速さなどで，相手への敬意や尊重をしっかりと示しましょう。

▶ⓑ自分の思いや考えを伝えるための工夫をして根気よく話そう

　尊重ばかりして自分の考えをきちんと相手に伝えることができなければ，コミュニケーションの目的は達成されません。自分の思いや考えを伝える「自己表現」と相手の思いや考えを聞き届ける「他者傾聴」，このバランスを考えた双方向的なコミュニケーションを行う努力を惜しまないことが大切です。このことを意識して，相手と根気よく話すようにしましょう。

　また，否定的な反応を示すときには工夫を心がけましょう。たとえば，相手の意見が自分と違うとき，「私はこっちが良いと思う」と主張する人に対して，「あなたは間違っている」と言うと，相手はどのような感情を抱くでしょう。もし，自分だったら，自分自身のことを強く否定された気持ちになりませんか。では，「私は，あなたの考えと違うなあ」「私は，あなたの考えには同意できないな」と「私」という言葉を入れてみるとどうでしょう。あなた自身を否定しているのではなく，考えていることが違うということが伝わりやすいのではないでしょうか。異なる主張を相手に伝える場合には，このような工夫をした上で，自分の意向や意図を伝えることが大切です。

2) その場にふさわしい振る舞いや発言をする

　対人関係を作っていくためのコミュニケーションでは，メッセージを一方的に送るのではなく，その場にふさわしい円滑な相互作用が展開されるように振る舞い，発言することが大切です。次のことを踏まえたコミュニケーションを実践してみましょう。

▶ⓐ他者の反応をよく見て話そう

　自分の発言や態度に対して，話す相手がどのような反応を示しているのかに気を配りながら話すようにしましょう。

▶ ⓑ話の目的や内容を理解して発言しよう

　他者とのコミュニケーションにおいて，話す目的や内容が決まっている場合，それに則した振る舞いや発言を意識しましょう。特に，複数人での対話が必要となる場合，その内容や目的に合わせた姿勢や態度が求められます。自分の言葉遣い，言葉の選び方，表情や振る舞いも注意するようにしましょう。

▶ ⓒルールやマナーを守ろう

　「親しい仲にも礼儀あり」という言葉が示すとおり，他者との関わり合いにおいてルールやマナーを守ることは，信頼関係の形成という意味からもとても大切です。たとえば，コミュニケーションにおいては，あなたのことを信用してプライバシーに関することをたくさん話してくれることもあるでしょう。それを，むやみに他の人に話したり，ツイッターやブログのような誰もが目にすることができる情報源に書き込んだりすることは，個人情報の保護という観点からも避けるべきでしょう。

▶ ⓓ会話の距離を意識しましょう

　人類学者のエドワード・ホールは，人がとる他者との物理的な距離を「密接距離」「個体距離」「社会距離」「公衆距離」の4つに区別しています（1970）。「密接距離」は，約45cm以内で，密接な間柄での関わり合いにおいてとる距離です。「個体距離」は，約45〜120cmで，人が普通の会話においてとる距離です。「社会距離」は，120〜360cmで，たとえば，職場などの一般的な社会生活における関わり合いの中でとる距離です。「公衆距離」は，360cm以上で，たとえば，授業など，大勢の人との関わりにおいてとる距離です。

　つまり，他者との関係の深まりの度合いに応じた物理的距離の取り方を心がけることは，円滑なコミュニケーションの展開において重要となります。

> **エドワード・ホール (Edward T. Hall)**
> アメリカの文化人類学者で，コロンビア大学で博士号を取得しています。今回，紹介した『かくれた次元』（みすず書房）のほかに『沈黙のことば』（南雲堂）があり，人と人とのコミュニケーション，日常生活を営む環境について理解する上で重要な論文を残しています。

文献

- Hall, ET（1966）／日高敏隆・佐藤信行訳：かくれた次元, みすず書房, 1970.
- Luft, J: Group Processes: an introduction to group dynamics, 3rd Ed. Palo Alto, Calif. National Press, 1984.
- Mehrabian A, Wiener M: Language within Language: Immediacy, a Channel Verbal Communication, Appleton-Century-Croft, 1968.
- Noddings, N（1992）／佐藤学（監訳）：学校におけるケアの挑戦　―もう一つの教育を求めて, ゆみる出版, 2007.
- 橋本剛（2008）：大学生のためのソーシャルスキル　ライブラリ ソーシャルスキルを身につける5, サイエンス社.
- 平田オリザ（2012）：わかりあえないことから―コミュニケーション能力とは何か, 講談社.

トラベルビーの対人関係論

　看護学者のジョイス・トラベルビー（Travelbee, 1971）は，看護師と患者が「最初の出会い」から「病いと対峙する人間対人間の関係」へと移行するプロセスについて論じています。トラベルビーによると，看護師は，患者と出会い，関わっていく中で，患者が抱えている問題や事柄について知ります。同時に患者も，自分と関わる看護師のことについて知っていきます。次第に両者は，互いに独自の存在であることを認識し，人間関係の絆が形づくられ始めます。この関係を基盤にして看護師は，患者の気持ちに近づき，感情移入することができるようになるといいます。さらには，患者の感情に巻き込まれることで，喜びや苦しみをともに感じ，共有できるような次元に関係性が深まっていきます。そのプロセスを通して看護師と患者は，打てば響くような人と人との揺るぎない信頼関係，つまり，「ラポート」を最終的に確立することができるとしています。また，このようなラポートを看護師と形成した患者は，看護師との関わり合いの中で，自分の病いや人生の意味を見つけていくことができるというのです。この理論は，皆さんが大学で出会う人々との関係性にも照らし合わせて考えることができるのではないでしょうか。

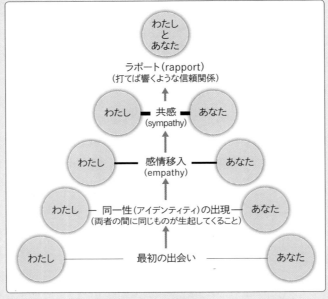

図5　最初の出会い〜ラポートの形成までのイメージ図

文献　Travelbee J（1971）／長谷川浩，藤枝知子（訳）：人間対人間の看護，医学書院，1974．

❶ 対人関係スキル   123

対人関係スキル・ワークシート

日時 [　　　　] 話し手役氏名 [　　　　　　] 聴き手役氏名 [　　　　　　　]

① 【話し手】【聴き手】役を決めて，次の演習を行ってみましょう。演習後，記入したことを相手に伝えてあげて下さい。

【話し手】
・「伝えるチカラ」を発揮して，楽しかったこと，嬉しかったこと，悲しかったこと，悔しかったことなど，自分が印象に残っている最近の出来事について，聴き手に話してみましょう。

【聴き手】
・「聴くチカラ」を発揮して，話し手の話を聴いてみましょう。

自分が聴き手役をした時に，話し手の話し方に対して良かったと感じた事，もっとこうしてもらいたかったと感じた事を書きましょう。

自分が話し手役をした時に，聴き手の聴き方に対して良かったと感じた事，もっとこうしてもらいたかったと感じた事を書きましょう。

---

② 伝えるチカラ，聴くチカラ，関わるチカラについて，自分の良い所，課題と感じる事について書きましょう。

③ 良い所をもっと良くしていくために，課題と感じる所を解決するために，どのようなとり組みをしようと考えましたか？

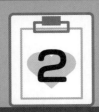

ストレス対処スキル

第2編　スチューデント・スキル

学習日

A　20　年　月　日　　20　年　月　日　　20　年　月　日　　20　年　月　日
B　20　年　月　日　　20　年　月　日　　20　年　月　日　　20　年　月　日
C　20　年　月　日　　20　年　月　日　　20　年　月　日　　20　年　月　日
D　20　年　月　日　　20　年　月　日　　20　年　月　日　　20　年　月　日
E　20　年　月　日　　20　年　月　日　　20　年　月　日　　20　年　月　日

> この章では，対人援助専門職としての看護職に就くことを目標にしている学生のストレスについて考えるうえで「自分自身への不寛容」という問題をつまびらかにし，「適性」，「ストレスマネジメント」，「レジリエンス」，「スーパーバイズ」といったキーワードを織り交ぜながらその本質と対処法に迫ってみたいと思います。

A　適性（自己愛・強迫の問題）

　現代日本社会におけるメンタルヘルスに関する問題意識に対しこれまで長期にわたり様々な観点からその具体策が講じられてきましたが，労働生産性を損なう最も重要な一要因としての精神疾患対策の強化が厚生労働省によって精力的に推進されたことで，2015年12月には精神疾患の一次予防としてのストレスチェック制度が導入されるにいたりました。いよいよ「国を挙げて」ストレス対処に対する意識を高める必要性が問われる時代に入ってきたものと思われます。しかし，グローバル化時代の到来を見据えて経済産業省が中心となりダイバーシティ（多様性）の推進を戦略的に展開している一方で，現実には単純明快でわかりやすい言説と真の多様性とは対極にある一面性がわが国のみならず世界を支配しようとしているように思えてならないと精神科医の武野俊弥は指摘しており，政治・経済の世界はますます均一的で単一的な価値観が猛威をふるいつつあるかのようでもあり，異質なものへの不寛容が社会のいたるところで目立ちだしていると述べています（武野，2017）。

　私は臨床心理学の立場から大学で教鞭をとる傍ら学生相談室で日々学生の悩み事を聴かせてもらっていますが，この「異質なものへの不

寛容」な「家族」や「社会」の在り方に「追いつめられ」たり，「締め出されて」いるかのような主訴が非常に多いと実感しています。挙句は驚くほど多くの学生がいわば「自分自身に対する不寛容」を異口同音に訴えています。この章では，対人援助専門職としての看護職に就くことを目標にしている学生のストレスについて考えるうえで「自分自身への不寛容」という問題をつまびらかにし，「適性」，「ストレスマネジメント」，「レジリエンス」，「スーパーバイズ」といったキーワードを織り交ぜながらその本質と対処法に迫ってみたいと思います。

　いささか乱暴な言い方かもしれませんが，まず一つ言えることは，自身が対人援助職に就くことに対する適性に関して「素直な疑いの目」を向けることが出来る人は意外にもたいへん適性が高い場合が多いということです。つまり裏を返せば自分の適性について「全く疑いの目を向けることなく」学んでいる人の中にこそ，ほんのささやかな出来事を機に急激に落ち込んでしまったり特定の人を強く攻撃したり，自殺願望を訴えたりする傾向が強いように見受けられるのです。

1 自己愛パーソナリティー傾向

　公認ソーシャルワーカーのサンディ・ホチキスは自己愛人間の「大罪」と称し，7つの傾向を指摘しています。

　自己愛パーソナリティー傾向のある人は，自分にとって都合が悪いことはできるだけ避けようと飽きることなく努力をし続けるようです。そして幻想，空想（fantasy）の中でのみ他者を見ているので自分の都合のいいように他者を利用しまた解釈し，極めて自己中心的な世界観を保持しています。ただし，「健全な自己愛（一次的自己愛）」とは真の自尊心の上に成り立つもので誰しもが人として社会的活動を営むためには不可欠なものとして区別されますが，ここでいう自己愛パーソナリティー傾向とはその「真の自尊心」を欠いた上での「不健全な二次的自己愛」を指しています。

　この傾向のある人は，他人が経験している心身の痛みに対して驚くほど共感性を欠いています。ですから対人援助の本質的態度（basic attitude）がつねに求められる看護の世界では当然教育的に指導されます。しかし，その「指導」は適切に解釈されることはなく，自分の存在そのものを全否定されたと思い込み，その「指導者」に対して強い怒りを向けるなど「他罰的」な感情表現として現れ，学生相談室では強い他罰性を帯びた自殺願望を訴えてくることになります。一見「抑うつ状態」の様相を見せますが，たいていの場合少し深く話を聴かせてもらえれば，その背後に他罰性が見受けられる自己愛パーソナリティー傾向がすぐに露呈します。このような「他罰性が背後に見受け

自己愛人間の7つの傾向

- 恥を知らない
- つねに歪曲し，幻想をつくりだす
- 傲慢な態度で見下す
- ねたみの対象をこき下ろす
- つねに特別扱いを求める
- 他人を平気で利用する
- 相手を自分の一部とみなす

（Hotchkiss, 2002, 2003）

られるうつ状態」は一般に「ディスチミア親和型うつ」と称され，その多くは自殺願望を口にしても行為にいたることは少なく，自分の他者に対する攻撃性を全面的に支持してもらいたいというのが本音なのです。

　このような人は，指摘されたことの内容とその意義についてカウンセラーなどの信頼できる他者によって気づかせてもらい，そして吟味し，「自分の思い通りにはならないこと」としての「現実（reality）」を受け入れていく過程でそれまでの「偽りの自尊心」ではなく「真の自尊心」に目覚めていくことが求められます。この「真の自尊心」が育ってくると，素直に自分の適性と向き合い，生産的に自分を疑うことが出来るようになるのです。つまり，「健全なあきらめ（明らめ）」を体験する痛みを味わうことを通して，徐々に他者に対する想像力（imagination）すなわち他者の痛みを共感できる能力を身に着けていく可能性があるのです。

2 強迫パーソナリティー傾向

　自分が「清く，正しく，美しく，明るく，元気で，健康」な人間であり，その対極にある「濁っていて，邪気にまみれ，醜く，暗く，病気で，不健康」な部分を切り離そうと努力し続けている人について考えましょう。たいていは「頑張り屋さん」で生真面目，自称「完璧主義」，周囲からは「頑張るのも休み休みにしなさい」，と言われるのですが，本人の自覚としては「全く頑張っていない」，「このままでは社会の落伍者になってしまう」という不安や焦りをつねに抱いています。むろん，看護業務の性質を考えるとその技術（technique）的側面にはある程度の割合で強迫性が要請されるものでしょうから，程度の差こそあれこのような心性に親和的になりやすいかもしれません。

　しかし，このような強迫傾向が極端に強い人がひとたびつまずくとかなり危険な状態に陥る可能性があります。まるでピンと張りつめていた糸がプツンと切れてしまったかのような心境になり，このような状態で口から発せられる自殺願望はその行為にいたる可能性が高まってくる恐れがあるのです。学生相談室で話を聴いているとたいてい自罰的で自分の自尊感情がいかに低いかということを訴え，心身ともに疲れ切っているにもかかわらず「自分は全然頑張っていない」ことを強調します。ここに見受けられるうつ状態はその多くが「メランコリー親和型うつ」と称され，このような事態でまず何よりも大切なのは「質のよい心身の休養」をとってもらうことだということは誰の目にも明らかなことでしょう。

　「全知への欲求（サルズマン）」，「甚だしい意識的緊張（安永浩）」，

「認識意識の緊張（成田善弘）」，「世界に身を委ねることができない（中井久夫）」などとさまざまに形容される一種の心的緊張状態に対し，臨床心理学者の田嶌誠一はいくつかの比喩を用いることの有効性を指摘しています。

・短距離型と長距離型

「今の状態は生き方に無理がきているというサイン。マラソンのたとえでいえば，人にはいわば長距離型に向いている人と短距離型が向いている人がいる。もともとは長距離型の人が短距離型の生き方をすると，無理がきて，その反動でいろいろ不都合なことが起こる。だから，長距離型も身につける必要がある。」（田嶌，2016）。

・水に浮かぶ

「それはいわば水に浮かぶ際の心構えと一緒です。水に浮かぶコツは，水に身をまかせ続けることです。最初は少し沈みます。ここで，沈むまいとして，あわてて身体に力をいれてしまうと，逆に沈んでしまいます。しかし，少し沈んでも，溺れてもいいやという覚悟でそのまま力を抜いて身を投げ出し続けていると，今度は身体が浮いてきます。人の身体はそういうふうにできているのです。ところが，身をまかせることができないで，沈むまいとして，身体に力をいれてしまうととたんに沈んでしまうのです。不安などの感情もそうです。不安に溺れまいとしてそこから逃げようとすると，不安に溺れてしまいます。逆に，不安がどれだけ強くなってもいいやという心構えでその中を漂っていると，不安は一時的に強くなることはあっても，まもなく収まってくるものです。」（田嶌，2016）。

このような比喩表現に象徴されるように，心に力が入っている状態から，少しずつでもその力が緩む，つまり強迫性が緩んでくると日常生活の中で様々な考えや不安が現れますが，それらの不安たちに対して逃げ腰ではなくゆったりと受け止めて味わってみることができるようになるとよりこまやかな感情が体験されるようになると田嶌は指摘しています。また，さらにいえば自分の中の「濁，邪，醜，暗，病，不健康」ともじょうずにつきあえるようになり，「そんな自分も，あんな自分もひっくるめて自分」と思えるようになることがとても重要な課題となります。

B 適性（発達・愛着の問題）

1 発達のばらつき

「発達障害」という言葉を耳にすると何か物々しいたいへんな心の問題をイメージするかもしれませんが，簡単に言うと発達のばらつきは誰にでもあるのです。ここで発達障害に関する専門的な知識を述べるのは趣旨から外れるのでサラリと触れておきます。

アスペルガー障害，学習障害，注意欠陥・多動障害，自閉症スペクトラム障害などの診断をすでに医師から受けている人も，大学に一定数確実に在学していますが，診断を受けている場合は障害者差別解消法に基づき国公立大学では合理的配慮義務が大学に課せられており，それを怠ると罰則規定が設けられています。私立大学においても努力義務として合理的配慮が求められています。

すでに診断を受けている人については入学と同時に速やかに配慮要請をしてもらうことで，大学は可能な限りその人の特徴を把握し，その人が少しは「生きにくくない」ように最大限配慮することができますが，まだ診断を受けていないけれども発達のばらつきが顕著に見受けられる人も在学していて，本人も家族も全くと言っていいほどその傾向について認識していない人と学生相談室でお会いする機会が少なからずあります。

この場合，発達のばらつきが明確にあるゆえのその人自身の「生きにくさ」の焦点を当てて一緒に考えていきます。そうすると軽微な傾向の場合は，少しずつ自身が発達のばらつきに実感をともなっていく過程を待ちます。当初，「ゆっくりさん」や「不思議さん」といったニックネームを提供するとそれに救われた様子だった状態から，徐々にどのあたりがどのように「ゆっくり」か，日常場面の会話や他者へ投影しているイメージのどのあたりが「不思議さん的」なのかといったふうに，より具体的に自身が抱いている世界観のズレが明確になってきます。そのズレを本人が「腑に落ちて」，「わきまえて」そのうえであらためて学業に専念した時に，それなりに看護職の道を進んでいけそうかどうかが現実的な問題となります。

これまでの経験では自分の特異な傾向をしっかりと理解し仕切り直して看護職の方向へ進んだ人もいれば，一例として，コミュニケーションのとり方の難しさを痛感し，本人の納得のうえで別の進路を再考した人もいます。

2 「愛着」の問題とその周辺

昨今の日本心理臨床学会では，一時期の発達障害にとってかわり愛

着障害に焦点づけられた研究が多く発表されるようになってきました。乳幼児期における愛着の発達に関することをここで述べるのは趣旨が異なるので，学生の様子から見えてくる愛着の問題とその周辺について考えてみたいと思います。

　学生相談室で「何もやる気がおきない」といった抑うつ的な訴えで来談した学生の話を聴いていると，次第に単位の取り方や友達の作り方，ゼミの選び方や就職先の職種や業種にいたるまで自分に関するほとんどすべての選択についてカウンセラーに how to を求めてくることがあります。あるいは「就職をしたくない」というので深く話を聴いていくうちに，着る服から日常生活の細部にいたるまですべて親に決めてもらっているといったことが明らかになることも少なくありません。俗にいう親の「過干渉」ということなのでしょうが，〈そんなにあなた自身のことをすべて親に決められてしまったら，あなた自身がとても窮屈ではありませんか？〉という質問に対し驚くほど多くの学生が，「親の言うことは絶対です」と応えます。少し粘って，〈でもあなた自身がしっかりと自立していくことのほうが結果的には親御さんも喜ばれるのではないですか？〉と問うとこれもまた多くの学生の口から出てくるのが「だって学費を出してもらっているから」という言葉です。そういう時はたいてい，〈では"卒業まで経済面のサポートをお願いします"，と親御さんにキチンとお願いしたうえで，"学生のうちは自分のしたいようにさせてください"，と丁寧に頼んでごらんなさい。〉と言うことにしています。このようなささやかなきっかけから，少しずつ「自分の感覚」を大切にしようとする様子が見受けられるようになることもしばしばあります。

　ここからの道のりがなかなか険しいというのが率直な実感です。「自立」や「自分の感覚」をどこかで断念してしまったのか，あるいはもしかして，そもそもそのような感覚を持ち得ていなかったのかとさえ思えるような人が，青年期にひとたび「自立」という考えが及ぶと，それまでの「依存的」，「回避的」な生き方から本格的に抜け出さなければならないのです。そうすると，当然「依存的」，「回避的」なそれまでの生き方のほうが「楽」ですから，それが許される環境にいればその状況は相当な誘惑となるでしょう。このような愛着の問題から生じてくる「自立」のテーマを学生相談室で扱っていると，多くの場合「親との関係」に話が及びます。実際に私たちが学生の親と面接したり電話で連絡をとったりすると，子ども（学生）に対する見方を聴きながらたいへん驚いたり，途方にくれたり，また悲しくなったりもします。つまり学生さんは，私なんかよりもはるかに苦しい思いをして生活しているということが身に染みて，つらくなるのです。

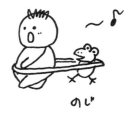

C ストレスマネジメント

1 「待てない親」─親との問題を考える

　ここに，臨床心理学者の増井武士（2008）の表現を織り交ぜて「親の問題」に迫ってみたいと思います。学生相談の現場で，昨今の学生の親に伝えたいと常々感じていることを見事に表現してくれています。いささか決めつけた物言いですが，親の病理を実によく言い表していますので「待てない親」へのメッセージを読みながら自身の親はどうだろうかと，考えながら眺めたり味わったりしてみましょう。

1）「待てない親」へのメッセージ

　待てない親は「自分の時間」を失っている人かもしれません。子どもに時間を食べられて，自分は尽くしているつもりかもしれませんが，その「つもり」が子どもの時間を食べてしまっているのです。それはとても恐ろしいことです。お互いの時間を食べあって何が生まれるかというと，それは子どもの無気力，そして注意散漫，ときには反抗，家庭内暴力，そして多くは不登校なのです。なぜならその子たちは，「自分の時間」を持ってないし過ごせていないので，早く子どもの心の中の時間を動くようにしなければ子どもの心の中で動く体内時計が止まってしまいます。それが私にはとても恐ろしいのです。私たちの仕事はその体内時計を動きやすくすることなのです。

　待てない母はたぶん常識家でしょう。常識って何でしょうか？　人に迷惑かけないことでしょうか？　たぶんそれはそうでしょう。しかし，生きるという証は外界と摩擦を生じるということであり摩擦しながらしか生きられないのです。だから，摩擦を怖がってはいけません。そして子どもの「問題」を恐れてはいけません。子どもが摩擦を起こしても，それは子どもがちゃんと生きているという証なのです。それが子どもにとり，親にとりどんなに苦しくても「常識」という二字を外してみればわかります。そして，子どもがきちんと「生きている」ことを再確認してみてください。

　待てない親の子どもが不登校や反社会的行動というストライキを起こしたとき，ときどき親が口にするのは「私の教育がまちがっていました」という言葉です。「何という傲慢な考え！」といつも私は思ってしまいます。ただそっとしておけば育っていく木を，いじりまわして，その成長を邪魔していただけなのにと感じてしまうのです。「教育をまちがえた……」という言葉の真にある傲慢さとは，「それは私の教育いかんで子どもは何とでもなる」という子どもの大切な魂と人権への侵害なのです。とても大切なことは，臓器の移植や入れ替えができても心と魂の入れ替えは絶対にできないということです。だから親にで

きることは，子どもが自分の魂を精いっぱい生きることを応援することくらいしかできないのです。

2)「自分の感覚」の賦活

いかがでしょうか。自分のこと，自分が産まれ，育ち，今も関係を営んでいる家族のことについて，いろんな思いを馳せることができたでしょうか。少なくとも自身が育ってきた環境によってさまざまな価値観や考え方が身についていると思いますが，ここで大切なことは，頭で考えることではなく，心や身体の感じで体験する様子に焦点づけができるかどうかです。狭苦しいとか，なんだかもやもやする，窮屈な感じ，息ができない感じ，おなかのあたりが気持ち悪い，足元がソワソワする感じがする，などです。つまり，今，ここにいる「存在する自分」の生々しい感覚がどんなふうであるかを感じ，不具合を体験しているようであれば，わずかでもいいので少しはマシな感じになるには何が必要だろう，といった風に「味わってみる」ことが実はストレスマネジメントの本質なのです。

ただ残念なことに，学生相談室での経験では多くの学生が「頭で考えて」対処しようとする「癖のようなもの」にひどく悩まされていて，そこから抜け出すのがかなり大変なようです。確かに冒頭でも触れた武野俊弥の指摘は，「頭では」とても頷けるものです。しかもその「常識」に振り回され，その「常識なるもの」を何の疑いもなくとらえてしまっている人がストレスを強く感じているのです。

2 メンタルヘルスマネジメント―自分の問題を考える

常識は時代，文化によって可変的ですが，「良識」は時代，文化をこえて普遍的です。その「良識」を支えているものこそが個々人の「主体的」な感覚であり，それを何よりも大切にすることがストレスマネジメントそのものなのです。ここでも増井武士（2008）の表現を借りながら，メンタルヘルスマネジメントの諸問題についてさらに考えていきます。

1)「質の良い休養」の重要性

心は身体のように目に見えないことからくる問題がとても多いこともあり，心の病気についての偏見と誤解がとても根強いというのが実状です。メンタルヘルスということ自体，教えようとするほど，その本質が伝わりにくく，不眠不休，滅私奉公という不合理なメンタリティが脈々とまだわれわれ日本人の心の底辺に流れているようです。そして心は身体に反して，無限で，いくらでも使えると思われがちであるがゆえに，まだ根性一つで何でもやれるという嘘っぽい理屈が現在でも時として堂々とまかり通っているようです。

したがって当然のことですが、職場における精神的失調（時には身体的なそれを含めて）は、抑うつ症状が大半であり、またこの抑うつ心性は、いわゆる「まじめ」な人には程度の差はあれ一般的であり、それは人の徳目の一つであるにもかかわらず、自分のためにうまく作用しないことが多いようです。抑うつ的な人ほど、よく働くためには休養が必要だという当たり前のことが心の中で成立していないようです。そして臨床的には自分は休養が必要なのだという自覚にいたるまでが一山あります。それゆえ、休む自分が許せずに「ゆっくりしたい自分」は「いけない自分」であり、いけない自分の声から逃げることができずに、私生活さえ「いけない自分」に侵略されていることもしばしば見受けられ、彼らは、全くお先真っ暗状態が永遠に続くと思い込んでいるのです。

関係作りが自分作りの基本です。それを抜きにして他人や社会をわかろうとする努力の分だけ自分を見失っていることが多く、そしてその結果の恐ろしさなどについては決定的なほどに無自覚なことがその特徴として挙げられます。よく働こうと思うばかりで、そのためにはよく休めばいいという発想がなかなか出にくいのです。休みにも質があるのです。より質のよい休養とは何かという発想などあまりしない人の多くが抑うつ症状を呈しているようです。

また、他者とのコミュニケーションという観点においても、「これを言えば最後」という考えや思い込みに苦しんでいる人がとても多いと感じています。そして、その苦しみが「言ってみなければわからない」、「言ってみると考えているほどのことではない」という経験を通じて、それが単なる自らでっちあげた妄念であることがなかなか理解できません。わかる人の中にはカウンセリングが大きく作用している場合も多く、カウンセリングを通じて「できないことは、できない」と言う方が、言わないよりよほど内外的に長い眼でみるといろいろな問題が発生しにくいことが次第にわかっていくようです。

2)「常識」という妄念の仕業

常識というのは、個々人の生きる、大まかなつかみ所がない何となく漠とした共通項のようなもので、自分を苦しめるほどのものでは決してないのです。しかしその常識や人目を気にして不自由にしか動けない人がたくさんいます。その場合、自分以外の他の要因がその不自由さを求めているのでなく、大半は本人の思い込みであり、自ら作り上げた妄念であるという自覚が往々にして欠落しています。「絶対的な社会一般とか常識」など究極的にはどこにもなく、それらは等しく個々人の作り上げた妄念であり、人は大まかにはそうした思い込みや妄念によって内的世界を作り上げ、それに苦しむといういわば自暴自

縛の構造を持ち，それが過ぎると心の病気となるだけのことで，心の病気は何ら特別なことでは決してないのです。

　自分がしなければ人に迷惑をかける，自分がしなければと，何でもかんでも背負い込んで自分だけで何とかやろうという「自己完結型発想」が抑うつ的な人の考え方や思い込みによく見られます。そしてそれが言ってみなければわからない，話していくうちにどうにかなるという「関係作動型発想」に変化していくことが学生相談室での重要な心理的援助の課題となってきます。

　メンタルヘルス論というのは実践学であり，そのためには自らのメンタルヘルスを生きることから生まれる知恵と知識の集約がその人独自のメンタルヘルス論を生み出します。ですから，「より根源的な意味においてメンタルヘルスには，教科書はありません。」規則正しくない生活も時にはメンタルヘルスにおいて必要なのです。ですから自分自身の内面の生き方がその教科書であるとも考える方がより生産的だと言えます。メンタルヘルスとは他人事ではなく，自分が生きている限り，限りなく自分の問題として把握していくことが，実り豊かな対人援助専門職の実践家になっていくことはまず間違いのない事実のようです。自分にしか通用しない自分だけの「ストレスマネジメント」を，「常識なるもの」に縛られることなく，信頼できる他者との関係の中でしっかりと「寛容」に抱えてもらい，生きた対話を通して自分独自の工夫能力を育成していきましょう。

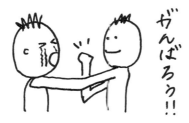

D レジリエンス

　ここまで「適性」,「ストレスマネジメント」を概観してきましたが,「真の自尊心」,「健全なあきらめ（明らめ）」,「そんな自分も,あんな自分もひっくるめて自分」,「腑に落ちる」,「わきまえる」, そして根源的かつ本来的な「自立」,「自分の感覚」の賦活がいかに大切かということが理解できたと思います。人間のこころは「生き物」であり「なまもの」であるという感覚を大切にすることで, これまで窮屈に生きてきていても適切な環境で適切に「抱えられる」重要な他者との関係を営むうちに, 自然にこころの幅が広がり, ゆったりと回復してくるものです。

　レジリエンスとは, 直訳すると「自然回復力」です。これまでの流れを振り返るとレジリエンスの重要性が実感できると思います。このレジリエンスが賦活されやすい環境をさらに吟味するうえで必要な感性について見ていきましょう。

1 「社会的居場所」と「人間的居場所」

　社会学者の藤竹暁は, 居場所の概念についてまず二つの側面に分けています。一つは「社会的居場所」といい, 自分が他人によって必要とされている場所でありそこでは自分の資質や能力を社会的に発揮することができるとしています。いま一つは「人間的居場所」であり, そこは自分であることを取り戻すことができる場所であり, そこにいると（そこに帰ると）安らぎを覚えたり, ほっとすることのできる場所であるとしています。

　では, これを参考に考えてみましょう。「人に必要とされる（社会的居場所）」ことと「我に帰る（人間的居場所）」ことは, ほどよくバランスがとれているでしょうか。

　学生相談室での経験からは, 多くの学生が圧倒的に前者, つまり「社会的居場所」を重視しており,「人間的居場所」を軽視している傾向にあるようです。いわば,「我に帰る我がないので人に必要とされないと絶望しかない」といった感情体験です。家族も含め人に必要とされることのみに重点を置いていて, 気がつけば自分であることを取り戻すどころか「本来性」としての自分そのものが見当たらないというのです。

　「レジリエンス」とはまさにこの「本来性としての自分」をいきいきと生きられる能力であり, 難しい局面に遭遇しても, しなやかに「自然回復ができる能力」を意味しています。ですから心がつらくなった時に「なんとかする（doing）」のではなく「なんとかなる（being）」

ことを「待てる能力」が前提として問われるわけです。

2 「クロノス的（物理的）時間」と「カイロス的（人間的）時間」

また，ひたすら忙しい状況に身を置いていて，とにかく「すること（doing）」のみに追われていることを訴える学生の多くが，せっかくやっと一日だけ自由に過ごせる時間をもてたのにもかかわらず，差し迫っていることではない別の用事を入れてしまうのです。「在ること（being）」がとても重要なのですが，どうも doing のみ得意な人は being がとても苦手なようです。

「クロノス的（物理的）時間」に追われている人は，まず「カイロス的（人間的）時間」を生きることの重要性について考えてみましょう。幼いころ時間を忘れて，おもいきり遊びに没頭したことを思い出してみると少しは理解が深まるかもしれません。あるいは縁側でよく晴れた日に，おばあちゃんが日向ぼっこをしている隣でぼんやりと雲を眺めているイメージを思い浮かべるというのもいいかもしれません。時間のことなどまったく気にせず眺めている雲がいろんな形に変わっていくのを「何に見えるかな」とゆったり過ごしている雰囲気を，なんとなくでも思い浮かべることができれば，気持ちが僅かでもゆっくり穏やかになってくるものです。これが「カイロス的（人間的）時間」の感覚です。一日自由な時間ができたなら，翌日のことなど気にせず寝間着のままボーっとして，心や身体の感じをゆったりとした気分で味わっていると，気がつけばあたりが暗くなっているなんていう時間の過ごし方がごく自然にじょうずになることがとても大切なのです。

「人間的居場所」で「人間的時間」をゆったり味わうことを続けているうちに，少しずつ自分感覚は賦活されていきます。

3 人に大切な三つの時計

臨床心理学者の増井武士は，「人に大切な三つの時計」と喩えて，以下のように述べています。

> 「私は，人間は三つの時計がきちんと動いていることが大切だといつも考えています。「私」という「体内時計」と，人間とか常識とか他人，社会という「体外時計」と，それらをまとめ上げるその人なりの「調和時計」です。言い換えれば，わがままと我慢とそれらをまとめるその人なりの生き方ということです。
> ちなみに『広辞苑』では，「わがまま」は我のままにあること，仏教的には自然に通じる美徳の一つという解説があり，

> 「我慢」にはその人ができないことをできると考えているうぬぼれの一つ，仏教的には悪徳の一つという別な深い意味もあることを付け加えておきます。」

(増井，2008)

いかなる困難な局面に遭遇しても，このような「本来性としての自分」を大切にいきいきと生きることを通して，しなやかに自然回復できる能力，すなわち「レジリエンス」が賦活されるのです。必然的に「真の自尊心」の萌芽とともに，思い通りにならない現実に対して「健全なあきらめ（明らめ）」が可能になり，自分自身の見たくない部分にも「そんな自分も，あんな自分もひっくるめて自分」と素直に思えるようになります。そうすると，ものごとが必ずしもうまくいかなくても「腑に落ちる」経験を通して「わきまえる」姿勢が次第に身についてきて，結果，「真の自立」は促され，本来的な「自分の感覚」がさらに柔らかさを帯びてくるようになるのです。

　それでもなお，how to を求める場合は，古くはシュルツの「自律訓練法」，ジェンドリンの「フォーカシング」，比較的新しいものでは第3世代の認知行動療法として「マインドフルネス」などがありますから，興味のある人は調べてみて，実際に実践してみるのもいいでしょう。これらの方法はどれも基本的に自分一人でもできますから安心して実践してみてください。ただし，なかなか一人では難しいという人も多くいるかもしれません。その場合はできるだけ「偏見」や「恥」について考えずに大学に設置されている学生相談室の扉をたたいてみてください。

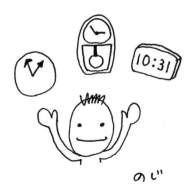

E スーパーバイズ

1 スーパーバイズとは

　これまで見てきたような，より深い心のありようについてゆっくり考える場合に必要な他者としては学生相談室のカウンセラーが適切であり，しっかりと「待ってもらう」ことが重要になりますが，そのことについては後述します。

　種々の対人援助職の場合，一般的に必ずその専門領域の教員，実習指導者，同門の先輩等に理論（theory），技術（technique）を指導してもらうことが不可欠なのですが，このような実習指導を「スーパーバイズ」といいます。人が人を援助するという限り援助を求めている人のお役に立たなければ話にならないのであり，誤って迷惑をかけるようなことがあってはなりませんから，援助方法などについてこまやかに，かつ客観的な指摘してもらうために，他の数ある対人援助専門職においても同様，必ずスーパーバイズを受けることになっています。

2 学生相談室の利用

　ただし，この章では「ストレス対処スキル」について述べていますので，ここまで触れてきた内容を吟味すると，対人援助専門職としての看護職に就くことを目標にしている学生のストレスについて考えるうえで「自分自身への不寛容」について深めなければなりません。当然のこととして，「自分自身に不寛容」であれば「他人に対しても不寛容」になる可能性が高まります。自分に対して寛容になる姿勢から，人に対する援助者としての根本姿勢（basic attitude）をどのように身に着けるかについてこれまで述べてきたわけですが，やはり一人では限界がある場合は，より専門的な臨床心理の専門家にかかるべきでしょう。そして信頼できる重要な他者に「寛容な態度で待ってもらう」ことが不可欠となります。したがって，そのような場を提供してくれるのが，大学においては結局学生相談室ということになります。

3 心の病気に対する無理解と偏見

　増井武士は，心の病気に対する社会の無理解と偏見について以下のように述べています。

> 「メンタルヘルスとは消極的な意味では心の病気にならない心の健康性を増進しようという営みです。しかし職場に限らず，これは日本の精神文化的特徴だろうと思いますが，「心」の健康や疲れやその病気についての誤解といおうか，

> ときには蔑視や偏見ともいえ，時には差別とさえいえる考え方や見方をされているのがまだ一般的な現実であるということです。」

(増井, 2008)

　大学の学生相談室を利用するにしても，このような偏見が邪魔をしてなかなかハードルが高いという人も中にはいますが，看護学生にとっての学生相談室利用は上記の「スーパーバイズ」という観点から，対人援助の根本姿勢を一緒に考えてくれるよき理解者であると考えると，カウンセリングを受けることは極めて自然な心の営みであることは，これまでの流れで十分に理解できることと思います。むろん，相談室のカウンセラーは臨床心理の専門家ばかりですから，看護学の専門的なことのスーパーバイズは看護学部の実習指導者に指導を仰ぐことになりますが，それぞれの理解者を自分なりにうまく使い分けて活用する能力を身につけておくことも卒業後看護職についた後こそたいへん大切な資質となります。「心が病む者は弱い者で，恥ずかしいことで，それは競争社会からの落ちこぼれである」という考えは全くの現実離れした「空想 (fantasy)」であり，「妄念」めいているとすら感じます。事実アメリカでは自身がセラピストにかかっていることについて，「セルフケアをきちんと行っている人」と評価されますから積極的に自分のセラピストのことをむしろオープンに話します。

　対人援助専門職は将来的にも，いつなんどきどのような困難に見舞われるかわからないので，仮にこのような「無意味な偏見」が自分の心の中に少しでもあるような気がしたら，ぜひ一度，その「偏見そのもの」を主訴として学生相談室へ行かれるとよいでしょう。主訴はあくまでも一つの「きっかけ」にすぎませんから，しばらく面接を重ねるうちに早晩，本来の自分を大切にする方向へと気持ちが自然と向かっていくでしょう。

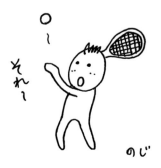

4 「多数者(majority)」と「少数者(minority)」

　多数者に合わせることに躍起になっている,極めて一面的な人間観保持者の多さにいつも驚かされます。「多数者」という概念はあくまでも自分が妄念の中で作り上げているいわば「常識イメージ」であって,実は誰しもが少数者であることにほとんどの場合気づかないようです。「巧みな少数者を生きる(中井久夫)」,「優れたアウトサイダー(武野俊弥)」,「決して反社会的ではなく,適切に非適応的に生きることも時には必要である(ユング)」といった表現は,端的に言えば,過剰適応に陥ることなく「自分の個性を大切に生きる」ということなのです。安心して自分の個性を生きることを阻んでいるものこそ自分が作り上げた空想上の実態のない「多数者」という概念なのです。

　この自分という個性は「途方もなく個別的な,自分に対する,自分にしか通用しない極めて個性的な処方箋(スーパーバイズ)」を受けることによって,「常識なるもの」に縛られない,自分らしい世界観,看護観,対人援助専門職観が内発的に生まれ,より柔らかく,しなやかでこまやかな感性を保持した看護師へと成熟していくのです。

まとめ

　社会の不寛容がいたるところで見受けられる中,自分自身の「清」も「濁」も,「正」も「邪」も,「美」も「醜」も,「明」も「暗」も,「元気」も「病気」も,「健康」も「不健康」も,すべてひっくるめて自分であり,全体性(wholeness)として自分の全存在を「寛容な姿勢」で体験していくことこそ,真の「ストレス対処スキル」といえるでしょう。ちなみに,wholenessの語源はheal(癒し)です。自分自身への「真の寛容さ」に目覚めることを体得して,しなやかな心のありようを探し続けていきましょう。

文献

- Hotchkiss, Sandy: Why is it always about you? Free Press, 江口泰子訳, 結局, 自分のことしか考えない人たち. 草思社, 2009.
- 田嶌誠一:私の強迫性障害・治療のコツ―「強迫的構え」をゆるめる. 田嶌誠一(編):現実に介入しつつ心に関わる(展開編). 160-166, 金剛出版, 2016.
- 武野俊弥:ユング派精神療法の実践―西洋人との夢分析の一事例を中心として. 創元社, 2017.
- 藤竹暁:居場所を考える. 藤竹暁(編):現代のエスプリ別冊　生活文化シリーズ　3. 現代人の居場所. 47-57, 至文堂, 2000.
- 増井武士:治療的面接への探求 4. 人文書院, 2008.

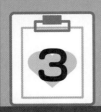

効果的な学び方

第2編　スチューデント・スキル

学習日

A　20　年　月　日　　20　年　月　日　　20　年　月　日　　20　年　月　日
B　20　年　月　日　　20　年　月　日　　20　年　月　日　　20　年　月　日
C　20　年　月　日　　20　年　月　日　　20　年　月　日　　20　年　月　日
D　20　年　月　日　　20　年　月　日　　20　年　月　日　　20　年　月　日

大学では，学習しなければならない科目の量が増えるだけでなく，内容もより専門的となります。そして，知識を習得するだけでなく，それらをもとに新たな技術や理論を創造することが求められます。知識を習得し，それを次の段階へと生かすためには，効果的に学習するということが欠かせません。本項では，効果的な学び方と，そのための評価表の活用について説明します。

A　学びとはなにか

　学ぶとはどういうことなのでしょうか。皆さんは生まれてからこれまでに多くの学びをしてきています。たとえば，乳児に，母親の母乳を含ませたガーゼと，母親以外の母乳を含ませたガーゼを嗅がせると，母親の母乳が含まれたガーゼの方を顔で追う反応をするといいます。これも一つの学びですし，人見知りのようによく知っている人以外に抱っこされると大泣きするのも学びの賜物なのです。嗅覚や状況認知力は年齢とともに発達していきます。つまり成長を遂げていくのです。こう考えると，学習するということは成長を遂げることと理解することができます。何か新たな知識や技術を身に付けることは，それらを身につける前の自分よりも成長したと解釈することができます。
　教育学者の佐藤学氏は，「学び」というのは，モノ（教材，あるいは対象世界）と対話し，他者の考えや意見と対話し，自分自身の考えや意見と対話する実践である（佐藤，1997），と説明しています。
　これを血圧測定の技術を習得する過程を例にとりながら考えてみます。血圧測定に限ったことではありませんが，初めは，教員のデモンストレーションを見たり，教材，DVDを見たりしながら，全体をイメージします。学生は「見ているのと自分でするのとではまったく違う」「見ていると簡単そうなのに自分ですると難しく，うまくいかない」などと口にします。それが対話の始まりだと言えるでしょう。な

ぜうまくいかないのか，教員の方法と自分の方法のどこが異なるのか，皆さんも自問自答しながら，あれこれ悩んだ経験があると思います。すなわち「自己との対話」がなされているのです。血圧計の構造を知り，聴診器の構造を知り，それらが手にしっくりとなじんできたときに，「あぁこうすればいいんだな。」と自分の中で納得のいく手技に出会うのです。また，測定する対象によって，腕の太さや血管の位置や脈拍の触知の具合が異なり，そこでも試行錯誤します。以前に行った手技と現在の手技を比較しながら，対象によって工夫することを学びます。さらに，用いる血圧計の種類によっても多少，方法を変化させなければなりませんから，そこでも新たな器具や手技と出会うことになります。すなわち，「対象やモノとの対話」を行っているのです。また，習得のプロセスにおいては，教員の指導を受けたり，対象者の反応を見たり，直接感想を聞いたり，学生どうしで自分で発見したコツを共有したりと様々な「他者との対話」が行われているのです。それぞれの対話の結果，新たな知識・技術を身につけていきます。これが，前の自分とは違う新たな自分になることなのです。

　また，「先生によって指導内容が違う」と戸惑った経験がある人もいるようです。そこでちょっと立ち止まって考えてもらいたいことがあります。援助を受ける対象，援助を行う人，その時に扱う看護用具や医療器具，その時々の環境など状況は毎回違っていて，同じ状況はないということです。つまり，多種多様な方法や工夫があって，対象にとって最も良い方法が，毎回新しく創造され，そのたびに決定されています。様々な状況の中で，指導する教員はより具体的なレベルで指導を行いますから，多様な指導があるのは当然で，そうでなくてはなりません。それを前提に，個別性と一般性の理解につなげる考え方を学んでください。「その人だからそうすること」と「どんな状況であってもそうすること」を見極める力をぜひとも養っていってください。そして，納得いくまで教員に質問を投げかけ，大いに語り合ってください。学ぶ皆さんにとって教員は学習のための資源だと思ってフル活用してください。

B 効果的な学習をするために

1 効果的に学ぶとはどういうことか

　広辞苑（第6版）によると「学習」とは，①学びならうこと，②経験によって新しい知識・技術・態度・行動傾向・認知様式などを習得すること，およびそのための活動，とされています。つまり学習とは，「経験による行動の変容」ととらえることができます。

　みなさんの多くは大学生になるまで，知識の蓄積を目標とした学習を行っていたのではないでしょうか。先生が教えたことや教科書に載っていることを暗記するといったスタイルがこれにあたります。この学習スタイルにおいては，学習者は受け身的な存在です。しかし大学での学習はこれとは違ったスタイルで取り組むことが必要です。大学では，自ら問題提起し，それに対する自分なりの答えを追求し，さらに，その答えがどうして妥当なのかを論理的に説明することが求められます。大学の授業では，さまざまなテーマについて，学生同士や教員を交えてディスカッションする機会があります。みなさんは，このディスカッションを通して，自分や他者の考え方を確認できたり，そこから，自分の思考の傾向について知ることができたりします。これまで気がつかなかった自分の傾向を知ることによって，自分の考えが偏っていないか，別の視点から考えられないか，もっと情報を得ることで違った見方ができるのではないかといった思考へと発展させることができるようになります。自分とは違う他者の考えや主張を理解することは，みなさんにとって，自分の考え方や行動についての課題を認識する機会となるでしょう。

　自らの課題を認識し，その達成に向けて思考や行動をコントロールすることは，学習にとって重要です。自分自身の思考を客観的にとらえ，コントロールするシステムをメタ認知といいます。メタ認知のメタとは，「高次の」とか「超越した」という意味で，認知とは，人間の知的な働きをさします。したがって，メタ認知とは，自分の知的な働きを一段高いところから理解したり調整したりすることをいいます（図1）。

　メタ認知について，1回生で受講する「フィジカルアセスメント演習」という科目を例に説明します。この科目でみなさんは，大学周辺の地域に居住する方々に対して，これまで学んできたフィジカルアセスメントの知識や技術を駆使して情報を収集し，対象者の健康状態を考察するという演習を行います。しかし例年，多くの学生が，授業で習った方法をそのまま実施しても血圧測定を正確に行えないという悔しい経験をします。そこでみなさんが，学生同士で行った場合と違っ

メタ認知

メタ認知は大きく，メタ認知的知識とメタ認知的活動にわけられます。メタ認知的知識はメタ認知の基盤となる知識で，人間の認知特性についての知識や，課題についての知識，方略についての知識などをさします。一方，メタ認知的活動は，対象レベルでの認知活動を点検・評価するモニタリングと，制御するコントロールとにわけられます。

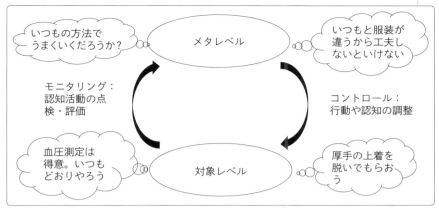

図1 メタ認知におけるモニタリングとコントロールの関係

てなぜうまくいかないのだろうと考えたとします。そして，血圧を正確に測定するためのポイントはどんなことだったか，自分の理解の内容を確認した結果，対象者の服装や腕の太さや血管の走行をみて血圧計の使用方法を工夫していなかったことに気がついたとします。この気づきにもとづいて，対象者に上着を脱いでもらい，実際に腕の状態を確認することで正確に血圧測定を行うことができたとすれば，みなさんは，メタ認知を働かせたということがいえます。このように，失敗経験から自分に不足している事柄を認知し，うまくいくためにはどうすればいいか考え，行動することこそが，効果的な学習へとつながっていくのです。

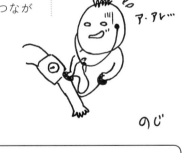

✅ 自分の学習方法と課題について書きだしてみましょう。

2 効果的な学習につながる思考—メタ認知

みなさんは，大学入学後から講義や演習を通して，専門的な知識や技術を学んでいます。学習内容は，一般教養科目に加え，人体の構造と機能，基礎看護技術，コミュニケーションスキル，倫理学など多岐にわたり，みなさんの中には，頭がパンクしそうな感覚を覚えた人もいるでしょう。しかし，学んだ知識を活用して，質の高い看護を提供する看護師という職業を目指すのであれば，みなさんは今のうちから，知識をしっかりと積み上げていくための努力をする必要があります。

知識を積み上げていくためには，知識同士を関連づけることがポイントです。学んだ知識をバラバラな状態で暗記しただけでは，それを活用することは難しいでしょう。知識を一定の原理に従って論理的に結びつけ整理することを 知識の構造化 といいます。

例として，分母が異なる分数の足し算を初めて習ったときのことを思い出してください。これまでの計算は分母が同じ数字だったため，単純に分子どうしを足し算すれば終わりでした。しかし今回はその方法ではうまくいきません。そこでみなさんは，分数の計算方法の原則を思い出してみます。そして，分数の足し算は分母が同じ数字であることが前提条件であること，同じ数字にするためには最小公倍数という考え方を適用させればよいことに気がつきます。この考えにもとづいて計算すれば，簡単に答えを出すことができました。このように，知識の整理を行ったことで，分数の計算と最小公倍数の考え方が関連づけられたのです。

知識の構造化にはメタ認知が関連しています。メタ認知を働かせることによって，知識同士を関連づけることができ，それらを整理して蓄積することで，実践へと生かすことができるのです。

3 メタ認知を高めるためのトレーニング

学習とは，経験による行動の変容です。つまり，みなさんが授業で学んだ内容を行動に移せたり，違う場面で使えたりできるようになってこそ，学習したということがいえるのです。しかし，暗記したとおりに行動することはできても，それを違う場面に適用することはそう簡単にはできません。ここでは，知識を実践に生かすための思考と，その思考に関わるメタ認知を高める方法について説明します。

みなさんがある看護技術の手順を覚え，それを繰り返し練習すれば，その作業に習熟することができます。しかしそれは，手順そのものに習熟したということであって，手順の意味を理解したということではありません。ですので，その手順を実施する過程で想定外の出来事に遭遇すると，対処ができなくなってしまいます。一方，その手順の各段

知識の構造化

人は自分が持っている理論と矛盾する事柄に直面すると，これまでの経験から得た知識や理論的な知識とつきあわせてそれを理解しようとします。このとき，自分がその事柄をどのように理解しているか，理解するためにどのような知識を用いたかといった，自分の思考の過程を客観的にとらえることで，既有の知識との関連性や類似点や相違点を明確にすることができます。そして，自分の理解で合っている，あるいは，理解が不十分といった判断を下します。

ここで，理解が不十分と判断されれば，どんなことがわかっていないのかを認知し，よくわかっていない事柄について情報収集するよう自らの認知をコントロールします。

このような思考過程を経て，その事柄は関連する知識と結びつけられ，整理されるのです。

階にどんな意味があり，いつどのような場面に適用できるのか，その手順でどうしてうまくいくのか，ということを理解していれば，新たな状況にもその手順を修正して適応することが可能となります。このような，知識の意味を理解するということにはメタ認知が関わっています。

　メタ認知を高めるためにはまず，思考する機会を増やし，その力（思考力）を伸ばしていくことが効果的です。たとえば，新しいことを学んだとき，自分の理解がこれでいいか，わからないことに気がついたとき，どこがわからないのか，なぜわからないのかを意識的に思考することがこれにあたります。自分の考えを認知したら，今度はそれを言語化してみましょう。自分の理解の内容や，解いた問題の難しさや解き方の工夫，明らかとなった自分の思い違いやミスを他者に説明することは，自分の思考を見つめ直す機会となります。

　さらに，知識をさまざまな場面に適用する力，つまり，転移させる力を身につけましょう。転移させる力を伸ばすためには，文脈化と脱文脈化を経験することが有効です。文脈化とは，ある事柄について，いつどこでといった具体的な状況下でとらえることをいい，脱文脈化とは，具体的な状況から切り離して理解することをいいます。一般的に人は，抽象的な知識を与えられただけでは，その知識を具体的な場面に応用して考えたり実践したりする，学習の転移は起こりにくいといわれています。ですので，新たな知識を他の場面に応用できる形で蓄積しておくためには，それらを具体的な状況や文脈に結びつけて理解することが重要です。またその逆に，人は，具体事例だけを提示されただけでは，見せかけの異なる文脈に転移させることは困難です。したがって，具体的な事例が示されたら，そもそもそこで何が起こっているのかを理解しようとする思考を働かせる必要があります。このような思考は，トレーニングすることで習慣づけることができます。日々の学習の過程で，文脈化と脱文脈化を意識的に行うことによって，メタ認知を高めていきましょう。

転移
ある状況で獲得した知識が後の状況での問題解決や学習につながる現象。

C 評価とは

1 評価の目的と意義

　学校生活をおくる中でみなさんは，定期試験や体力テストなど，さまざまな評価を受けてきました。このような背景から，みなさんにとって評価とは，自分の知識や技能を他者から判断されること，というイメージなのではないでしょうか。ここでは，評価の目的と意義について述べ，効果的な学習へとつなげていくための評価について説明します。

1）評価の目的

　文部科学省は，学力の3つの要素として，(1) 基礎的・基本的な知識・技能，(2) 知識・技能を活用し，課題を解決するために必要な思考力・判断力・表現力，(3) 主体的に学習に取り組む態度，をあげ，このような力を身につけるような教育や学習を推進しています。これにともない，近年では，人の関心や意欲や態度といった側面への評価が重視されるようになってきました。つまり，どんなに優れた知識や技能を持っていても，やる気や忍耐力に欠けていたのでは，その人の持つ能力が望ましい形で発揮されないという考えや，問題意識を持って創意工夫する態度が成果を生むという考えが浸透してきたのです。このような背景から，評価の対象や視点の違いによって，さまざまな評価表が用いられるようになりました。

　では，評価とは，何の目的で，いつ，誰が行うものなのでしょうか。学習者を対象とした評価の目的は，個々人の成長や発達状況の情報を学習者に与えることです。それによって学習者は，自分の成長や発達の状況を確認でき，学習を方向づけるための計画を考え，実行することができます。しかし，他者評価のみでは，関心や意欲といった個人の内面に関する成長について評価することができないため，学習者が自分自身を振り返り，個人の成長や発達状況に合わせて学習内容や方法を吟味するということにつなげられません。このことから，学習者のための評価には，他者評価と自己評価の両方が必要ということがいえます。

　また，評価をする時期については，明確な決まりはありませんが，その内容を次の学習へと生かしていくためには，一つの教材のまとまりが終了した時点や，単元の学習が終了した時点，あるいは，学期や学年の終わりに行うことが望ましいでしょう。

2）評価の意義

　効果的な学習には，他者評価だけでなく，自己評価が必要と述べました。ここでは，自己評価の意義についてもう少し具体的に説明しま

す。みなさんが自己評価を行った結果，自分の学習状況の途中経過を把握したとします。そこで，目標に到達するには学習が不足している部分や，そもそもの考え方が間違っているといったことに気がつけば，みなさんは学習計画を修正することができます。また，学生の中には，何かが足りないと認識したにもかかわらず，何をすればいいかわからないと相談してくる人もいます。このような場合にも，評価で得られた自分の学習状況を他者に示すことによって，教員や一緒に学んでいる友人から，より具体的なアドバイスを得ることができるでしょう。さらに，最終的な評価によって，自分がどの程度成長や発達を遂げたかを確認することができます。つまり，自己評価によって，「自分がどこまでわかっているか」を理解することができるのです。

　ただし，自己評価には落とし穴もあります。それは，自分の状況を正しく評価できるかどうかということです。たとえば，「血圧測定を安全・安楽・効率的に実施できる」という目標に照らして自分の実践を確認したとき，安全や安楽ということへの自分の理解が間違っていれば，評価もおのずと違ったものになるでしょう。このような間違った理解や評価を修正してくれるのが他者評価です。つまり，他者評価と自己評価を適切に活用することによって評価本来の目的が達成されるのです。

2 評価にメタ認知を働かせよう

　効果的な学習は，自分が学ぼうとする事柄について積極的に知り，それをもとに学習者自身が主体的に学習計画をデザインしていくことから始まります。とはいっても，初めから必要な学習内容を把握し，計画に組み込んでいくことは至難の業です。そこで，評価を学習に生かすためのメタ認知について紹介します。

　まず，課題に取り組もうとする時や取り組み始めたときに自己評価をしましょう。内容は，評価表やシラバスに書かれている学習目標から，何が求められていると理解したか，その理解でよいかどうか，取り組もうとする課題は自分にとってどれくらい難しいのか，課題の達成に向けて自分はどのような学習をどれくらい行えばよいか（行ったか），そしてその方法でよいか（よかったか）どうかというようなことです。これらについて自問自答してみてください。もし，少しでも腑に落ちないことがあれば，なぜ納得できないのか，どの部分が気がかりなのかを考えます。自分なりの答えや方向性が得られたら，それに応じて学習方略を修正していけばいいでしょう。これが，自分自身の思考を認知し，コントロールするということです。メタ認知を働かせて自己評価を行うことで，これまで見えていなかった，理解が不十分

な部分やその理由，自分が有効と考えていた学習方略，実際の課題への取り組み方などを知ることができ，その結果，自分の認識の仕方や行動そのものを修正することができるようになります。また，評価表に設定された項目を丁寧に確認することで，目標達成に向けた課題が明確になり，どのような努力をすればいいのかを考えるきっかけとなります。

　メタ認知は，他者評価を活用することにも役立ちます。みなさんが他者からの評価を見て，もし自己評価の内容と大きく異なっていたら疑問に思うでしょう。そこでみなさんは，評価項目に対する自分の捉え方を再確認し，隠れた前提に気がつくかもしれません。あるいは，自己評価と食い違った部分に焦点をあててその妥当性を吟味することで，自分とは違う他者の視点を理解することができるかもしれません。そして何より，自分なりの解釈をふまえて評価者とディスカッションすることを通して，目標達成に向けたアドバイスを受けたり，学習の方向性を定めたりすることができるでしょう。このように，他者評価を鵜呑みにするのではなく，メタ認知を働かせながら理解することによって，評価内容を学習に生かすことができるのです。

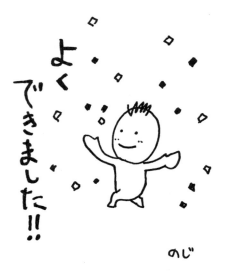

D 評価表の活用

1 評価表を活用しよう

　看護の専門科目は1回生の早い段階から開講され，内容もより専門的となります。また，看護学部に入学したみなさんには，講義や演習を通して知識や技術を習得し，卒業時には多くの技術項目を実施できるということが求められます。したがって，みなさんは，学校での授業だけでなく自己学習を通して，学んだことを確実に積み上げていく必要があります。しかし，学習を進めていく上で，自分がどのような能力を身につけたのかがわからなければ，この先の学習計画は有効なものとはなりません。また，同じ講義を受けていても人によって強化しなければならない内容は異なるため，友人と同じように学習をすすめてよいとは限りません。そこで，みなさんが効果的な学習をするために，評価表の活用をおすすめします。

　学習に活用するための評価表は，課題の達成状況や習得状況を具体的に把握できるものでなければなりません。しかも，評価の観点が可視化されたものでなければ正確な評価はできません。評価表にはさまざまな形式があると述べましたが，ここでは，みなさんが目標を理解しながら学習活動へとつなげていける「ルーブリック評価」というものについて紹介します。

2 ルーブリック評価とは

　ルーブリック（Rubric）とは，学習の到達度を示す評価基準を，観点と尺度から示したもので，ある課題をいくつかの構成要素にわけ，その要素ごとに評価基準を満たすレベルについて説明したものです。観点には，学生が何を学習すればいいのか，つまり，身につけて欲しい力を具体的に文章で表現した評価規準が示されています。そして，尺度には，5点4点3点，ABCなど，到達レベルが数値や記号で記載されています（図2）。

　例えば，文献を読んでその内容をプレゼンテーションするという課題の評価であれば，縦軸には，評価の観点として，理解／知識・思

	評価尺度1	評価尺度2	評価尺度3
評価観点1	評価規準1-1	評価規準1-2	評価規準1-3
評価観点2	評価規準2-1	評価規準2-2	評価規準2-3
評価観点3	評価規準3-1	評価規準3-2	評価規準3-3
評価観点4	評価規準4-1	評価規準4-2	評価規準4-3

図2 ルーブリック評価表の例

考・発表技法・構成・視覚教材・配布資料などの項目が並んでおり，評価規準には，「著者が主張する内容を理解し，自分なりの解釈を交えて説明できる」などの説明が書かれています。縦軸には，観点ごとに尺度が設定されています。自己評価でも他者評価でも，みなさんひとりひとりに対して，この評価表にもとづいて評価を行います。

3 ルーブリック評価を用いることの意義

　知識や理解を問うような試験では，点数が高いほど評価もよくなります。点数の高さは，知識を覚えているかどうかに対する結果であり，どのように取り組んだのか，今どのようなことができるのかといった学習のプロセスは評価対象とされません。しかしそれでは学習者が，必要な能力を身につけるための目標や，自分がどのレベルの成長・発達段階にいるのかついて理解することはできません。

　ルーブリック評価は，学習の到達状況を評価するものです。したがって，学習者には課題に取り組む前に提示することを基本としています。そうすることによって，学習者が，その科目や単元でどのような力を身につけることが求められているのか，学習のポイントはどのようなことなのかをあらかじめ確認でき，それにそって学習計画を立てることができるからです。

　また，ルーブリック評価では，身につけて欲しい力をあらかじめ提示することで，学ぶ側と教える側とが具体的な到達目標を共通認識し，同じ目標に向かって活動することができます。学生と教員は，学習のプロセスの中で，何がわかっていて何がわかっていないのかをお互いに理解できるので，学生は，わからない箇所を重点的に学べるような学習計画へと修正することや，学び方についての具体的なアドバイスを教員から得ることもできます。さらに，評価を学習のプロセスの中に組み込むことで，自分が目標達成のどの途上にいるか確認しながら学習を進める姿勢が身につきます。この姿勢が身につけば，自分の到達度を確認し，学習方略を選択したり，調整したりしながら，主体的に学習することができるようになります。このように，ルーブリック評価は，みなさんの自律的で主体的な学習を支援するツールなのです。

4 ルーブリック評価の活用の実際

　ルーブリック評価の活用のおおまかな流れを示します（図3）。

　まず初めに，その科目や単元におけるルーブリック評価を提示され，評価表の活用方法，評価規準の意味，評価時期などについて説明を受けます。みなさんは，何についてどのように評価する（される）のか，いつ評価する（される）のか，フィードバックはどのような形で行わ

```
┌─────────────────────────────────────────────────┐
│  ┌──────────┐    ┌──────────┐    ┌──────────┐   │
│  │ルーブリック│──▶│ 課題への  │──▶│ 課題の達成│   │
│  │評価の説明 │    │ 取り組み  │    │          │   │
│  └──────────┘    └──────────┘    └──────────┘   │
│                       ▲                          │
│              ┌────学習計画の────┐                │
│              │    立案・修正    │                │
│           ┌──┤                  ├──┐             │
│           │フィード        学習活動│             │
│           │ バック                 │             │
│           └──┤                  ├──┘             │
│              └──────評価────────┘                │
└─────────────────────────────────────────────────┘
```

図3 ルーブリック評価のすすめ方

れるのかなどを確認します。このとき，説明内容や理解の内容をメモに取るとよいでしょう。ルーブリック評価について理解できたら，学習計画を立てます。ここで注意しなければならないことは，評価を意識しすぎて本来の目標を見失い，評価項目を埋めるためだけの表面的な学習計画とならないようにすることです。目標が評価をよくすることだけになってしまうと，達成に至る過程での批判的な思考や創造性が発揮されないばかりか，みなさんの能力を十分に伸ばした結果としての成果は得られません。

　学習がすすんできたところで，ルーブリックにもとづく評価を行います。**表1**は本学で使用しているルーブリックの一部です。採点は，ルーブリックの学習目標項目ごとに設定された到達内容を確認して点数をつけ，それらを合計します。到達内容の欄に「観点」が示されている場合は，チェックボックスにチェックを入れます。また，優れているところや努力を要するところについて，記載された文章中のあてはまる部分を囲めば，評価内容をより具体的に伝えることができ，共有しやすくなります。みなさんが評価する際も同じ要領で行ってみてください。

　評価を終えたら，なるべく早い段階で，その評価表をもとに教員からフィードバックを受け，目標の到達状況について確認しましょう。このとき，教員からの評価を聞くだけでなく，みなさんの方からも，学習した内容や取り組み方，達成が難しかったところなどの意見を出すことで，つまずきの分析を一緒に行うことができます。フィードバックを受けたら，それをもとに計画を修正し学習をすすめます。フィードバックで得られたさまざまな情報をもとに，さらに調べたり練習したりして，成果を洗練させていきましょう。

　今回紹介したルーブリック評価は，1科目ごとに対応するものでは

表1 京都橘大学「看護学実習」学習目標および評価シート

京都橘大学「看護学実習」学習目標および評価シート

学籍番号：　　　　　氏名：　　　　　評価日：　　年　　月　　日

大分類	中分類	No.	学習目標項目	実践力の修得 5点	実践力の発揮 4点	実践力の試行 3点	実践力の理解 2点	実践力の理解不足 1点	自己評価 合計点 中間 自己評価 得点	自己評価 合計点 最終 自己評価 得点	教員評価 合計点 教員評価 得点
患者―看護者関係の構築	コミュニケーション 基本的	1	対象者や場に応じた言葉遣い、態度で話しかけることができる。	敬語を適切に使い、基本的なコミュニケーションスキル（目線の高さ・話す早さなど）を活用して、様々な場や相手の反応・ニーズに合わせたコミュニケーションができることが多い。	敬語を適切に使い、基本的なコミュニケーションスキルを活用して、様々な場や相手の反応・ニーズに合わせたコミュニケーションができることが多い。	敬語を適切に使い、基本的なコミュニケーションスキルを発揮できる。	敬語と基本的なコミュニケーションスキルについて説明が十分できる。	敬語と基本的なコミュニケーションスキルについて説明が不十分である。			
		2	対象者の言語的・非言語的メッセージを理解することができる。	対象者から表出された言語的・非言語的メッセージに気づき、対象者の言語的・非言語的メッセージを相手に理解し、的確に説明することが常にできる。	対象者から表出された言語的・非言語的メッセージに気づき、(自身を踏まえて)言語的メッセージを的確に理解し、説明できることが多い。	対象者から表出された言語的・非言語的メッセージに気づき、その意味について考え、理解し、説明ができる。	対象者から表出された言語的・非言語的メッセージに気づき、その意味について考え、その意味について考えることの必要性の説明が十分できる。	対象者から表出された言語的・非言語的メッセージに気づき、その意味について考えることの必要性の説明が不十分である。			
	援助的関係	3	対象者の立場になって考え、対象者を尊重した行動が取れる。	対象者の置かれている状況を考え、思いや考えを身近しした行動がとれることが多い。	対象者の置かれている状況を考え、思いや考えを身近しした行動がとれることが多い。	対象者の置かれている状況を考え、思いや考えを身近しした行動がとれる。	対象者の置かれている状況を考えて行動することの必要性や方法について説明できる。	対象者の置かれている状況を考えて行動することの必要性や方法について説明が不十分である。			
		4	対象者を気遣い、体験や感情に共感的に関わることができる。	対象者に関心を向け、気遣い、体験や想いや想いに共感的に関わりがとれることが多い。	対象者に関心を向け、気遣い、体験や想いや想いに共感的に関わりがとれることが多い。	対象者に関心を向け、気遣い、体験や想いに共感的に関わることができる。	対象者に関心を向け、気遣い、体験や想いに共感的に関わりの必要性と方法の説明が十分できる。	対象者に関心を向け、気遣い、体験や想いに共感的に関わりの必要性と方法の説明が不十分である。			
擁護		5	対象者の権利や尊厳、信条を理解し、擁護（アドボカシー）に必要な行動がとれる。	対象者の権利や尊厳、信条を理解し、以下の観点（アドボカシー）すべてについて擁護に必要な行動がとれる。 ✓対象者が大事にしている価値観や考えを知り、対象者にとっての意味を考えることができる。	対象者の権利や尊厳、信条を理解し、以下の観点（同左）すべてについて擁護（アドボカシー）に必要な行動がとれることが多い。	対象者の権利や尊厳、信条を理解し、以下の観点（同左）すべてについて擁護（アドボカシー）に必要な行動がとれる。	対象者の権利や尊厳、信条を理解し、擁護（アドボカシー）に必要な行動についての努力が不十分である。	対象者の権利や尊厳、信条を理解し、擁護（アドボカシー）に必要な行動についての努力が不十分である。			
倫理的態度		6	プライバシーや情報の保護に配慮し、守秘義務が遵守できる。	プライバシーや情報の保護に配慮し、守秘義務が遵守できる。	プライバシーや情報の保護に配慮し、守秘義務を遵守できる。			個人情報漏洩につながる恐れのある行動が見られた。			
	倫理・道徳的態度	7	対象者理解（異文化理解）に必要な情報を収集できる。	対象者理解に必要な情報（年齢、性別、役割、家族背景、職業、ライフヒストリー、生活習慣、健康状態、対象者の疾患・症状、検査・治療、入院あるいは入所状況）について情報収集を適切かつ広範に、正しく収集し、詳しく、わかりやすい実習記録を作成できる。	対象者理解に必要な情報を適切かつ十分に収集し、正しく、詳しい実習記録を作成できる。	対象者理解に必要な情報を適切かつ十分に収集し、正しい実習記録を作成できる。	対象者理解に必要な情報を適切に収集し、実習記録を作成できる。	対象者理解に必要な情報を収集し、実習記録を作成している。対象者理解を作成することについての理解が不足している。			

なく，大学4年間を通じてどのような能力を身につければよいのかを示すものです。したがって，科目によって設定されている学習目標を確認し，達成していくことで，卒業時に必要な能力の獲得につなげていってください。

表2　自己評価点数記入シート

大分類	中分類	No.	学習目標項目	評価日 20年月日	20年月日	20年月日	20年月日	20年月日
患者―看護者関係の構築	基本的コミュニケーション	1	対象者や場に応じた言葉遣い，態度で話したり聴いたりできる。					
		2	対象者の言語的・非言語的メッセージを理解することができる。					
	援助的関係	3	対象者の立場になって考え，対象者を尊重した行動が取れる。					
		4	対象者を気遣い，体験や思いに共感的に関わることができる。					
倫理・道徳的態度	擁護	5	対象者の権利や尊厳，信条を理解し，擁護（アドボカシー）に必要な行動ができる。					
	倫理的態度	6	プライバシーや情報の保護に配慮し，守秘義務が遵守できる。					
合計								

✅ 自己評価点をもとに自分の目標達成状況と課題を書き出しましょう。

文献
・名古谷隆彦（2017）：質問する，問い返す―主体的に学ぶということ，岩波書店．
・三宮真智子（編集）（2008）：メタ認知　学習力を支える高次認知機能，北大路出版．

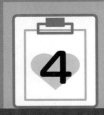

日々の健康管理

第2編　スチューデント・スキル

学習日

A　20　年　月　日　　20　年　月　日　　20　年　月　日　　20　年　月　日

B　20　年　月　日　　20　年　月　日　　20　年　月　日　　20　年　月　日

看護者の役割は，看護の対象となる人々の健康を守ることです。しかし，看護者自身が健康でなければ，人々の健康を守ることはできません。健康管理の必要性や健康管理の方法について学習していきましょう。

看護者の倫理綱領
(p.96 を参照)

A　健康管理の必要性

看護者の倫理綱領（日本看護協会，2003）の 12 条に「看護者は，より質の高い看護を行うために，看護者自身の心身の健康の保持増進に努める」と記載されています。つまり，自己の健康管理は看護者が看護を実践する上での責務ということができます。

1　なぜ，看護者自身の心身の健康が大切なのか

看護者は，あらゆる年代の個人，家族，集団，地域社会を対象とし，健康の保持増進・疾病の予防・健康の回復・苦痛の緩和を行い，その人らしく生を全うできるように援助することが役割です。地域で生活する健康な人々も対象となりますが，看護者が関わる多くの人たちは，心身に何らかの不調をきたし，援助を必要としている方々です。病院では，看護者が交代しながら 24 時間体制で患者に関わります。患者の移動・移送の援助，清潔援助，食事援助，排泄援助と言った日常生活援助から，注射・輸液管理と言った治療を行う上で必要な援助まで，内容は様々です。このような援助以外にも，緊急時などでは人の命を左右するような判断や処置が求められます。看護者は専門的な判断・技術が求められる職業であり，看護者自身の心身が健康でなければ適切な判断，それに伴う適切な行動がとれません。また，看護者が感染症に罹患していれば，看護者が感染を媒介してしまい，感染を拡大するという事態も生じます。このように看護師の心身が健康でなければ，本来なら患者の健康を守るはずの看護者が，逆に患者の安全を脅かす存在となってしまうのです。

2 職業性ストレスの職種差を検討した研究

看護師は他の職種に比べ量的労働負荷（仕事量），労働負荷の変動（仕事量の変動）が大きいと言われており（原谷，1996），ストレスが高まりやすい職業であると言えます。ストレスは心身の健康に大きな影響を及ぼします。多重課題，緊急時の対応，夜間の交替勤務等，常にストレスフルな環境におかれる看護者は，ストレスをコントロールしながら，自身の健康管理に努める必要があります。

> **多重課題**
> 看護師が臨床で行う看護ケアや看護業務を同時に複数行うこと。

3 看護学生に求められること

実習での健康管理が重要です。実習中は，慣れない環境に置かれ，緊張感が高まります。その中で，患者を受け持ち，看護を展開するといった非常に難しい学習を行っていきます。帰宅後も復習や予習等で充分な睡眠時間を確保することが難しくなります。1人暮らしの学生であれば，食事の乱れも生じるでしょう。そういった生活の乱れは心身の健康に大きな影響を及ぼし，自身の学習だけでなく，患者へも影響を及ぼします。さらに，実習先では学生自身が感染症にかかるリスクもあります。そのため，学生は自分自身が置かれる環境やリスクを十分に理解した上で，日頃から自分自身の健康に気を配り，健康管理を徹底していく必要があります。

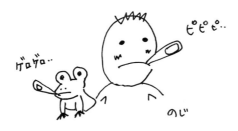

文献

・原谷隆史, 他：職業性ストレスの職種差―日本語版 NIOSH 職業性ストレス調査票を用いた 3 調査の解析. 産業衛生学雑誌 38：S267, 1996.

B 健康管理の方法

学生にとって健康管理が最も重要となるのは，実習期間中です。そのため，ここでは実習に向けての健康管理のポイントを挙げます。

1 健康状態のモニタリング

まずは，自分自身の健康状態を自分自身で把握することが大切です。自己の体調の変化を早期にキャッチすることで，すみやかに健康維持・回復に向けた対処行動をとることができます。体調のモニタリングは一見簡単そうに見えますが，健康だと思っている時には，人はなかなか注意深くならないものです。だからこそ，看護学生であるという立場や健康管理の必要性を認識し，自己の健康状態の把握に努める必要があります。あなたの健康のバロメーターは何でしょうか？　また，健康を維持する上で外せないポイントは何でしょうか？　それらは，人それぞれ少しずつ異なります。自身の健康のバロメーターや健康維持のために外せない事柄について，一度考えてみましょう。そして，そこから観察を始めていくと良いでしょう。

看護学生の場合は，大学や実習病院から指定の健康調査票が配布され，それに基づきモニタリングするよう指導されることもあるでしょう（**図1**）。そのようなツールも上手く活用しつつ，常に自己の健康に

京都橘大学　看護学部　健康調査票

実習などでは、学生自身が感染したり、感染源にならないように予防を心がけるとともに、感染の疑いや感染したときにも対処することが必要です。下記の健康調査票でつねに健康状態をチェックし、自分自身で健康管理をしてください。
インフルエンザなどの感染の疑いがあれば、教員に相談、あるいは早めに受診してください。

当該実習の2週間前より記入してください。

学生番号	
氏名	

※症状がある場合に□をチェックしてください。

※実習中は最低1日1回、検温してください（実習前の朝は必ず実施してください）。

月日	時刻	体温	咳（せき）	喉（のど）の痛み	下痢	嘔吐	腹痛	その他
／	:	℃	□	□	□	□	□	
／	:	℃	□	□	□	□	□	
／	:	℃	□	□	□	□	□	
／	:	℃	□	□	□	□	□	
／	:	℃	□	□	□	□	□	
／	:	℃	□	□	□	□	□	
／	:	℃	□	□	□	□	□	
／	:	℃	□	□	□	□	□	
／	:	℃	□	□	□	□	□	
／	:	℃	□	□	□	□	□	
／	:	℃	□	□	□	□	□	
／	:	℃	□	□	□	□	□	
／	:	℃	□	□	□	□	□	
／	:	℃	□	□	□	□	□	
／	:	℃	□	□	□	□	□	
／	:	℃	□	□	□	□	□	
／	:	℃	□	□	□	□	□	
／	:	℃	□	□	□	□	□	

図1 健康調査票の例

ついてモニタリングする習慣をつけていきましょう。

2 感染予防対策

1）予防接種の実施

インフルエンザなどの流行性ウイルス疾患，小児感染症やＢ型肝炎などワクチンにより予防可能な感染症については，可能な限り予防接種を受け，感染症の罹患を予防することが重要です。最近では，実習病院から予防接種の実施を義務付けられる場合もあります。予防接種の実施に関しては，各教育機関で規定があると思いますので，まずはそれに従い必要な行動をとりましょう。ただし，予防接種を受けているからといって，感染する可能性がゼロであるとは言えません。ワクチンのない感染症もあります。日常的に，手洗い・含嗽，マスクの着用等，感染防止に向けた対策を行う必要があります。もし，アレルギー等で予防接種の実施が難しい場合は，早めに教員に相談し，対応を検討しましょう。

2）標準予防策・感染経路予防策の実施

医療機関の実習では，さまざまな感染症に曝露する危険があります。また，自分自身が感染を媒介し，感染を拡大する可能性もあります。そのため，標準予防策・感染経路予防策を徹底する必要があります。細菌やウイルスは目に見えません。「目立った汚れがないから手を洗わなくても大丈夫」といった考えや行動が，患者や自分自身を危険に晒すのです。まずは，標準予防策・感染経路予防策についての理解を深めるとともに，どのような状況においても必要な予防策を実施できるよう，繰り返し練習しておくことが重要です。

3）ストレスマネジメント

看護職は人の命に関わる職業である上，多重課題，夜勤等，身体的・精神的にもストレスを抱えやすい状況にあります。学生もまた，実習という慣れない環境や初めての体験など，常に緊張を伴い，ストレスの大きい状況に置かれます。そのような中で実習を行い，科目の到達目標を達成しなければなりません。3年生では，さまざまな実習が約半年間に渡り続きます（学校により学年は異なります）。この世にストレスのない世界など存在しません。しかし，ストレスそのものが悪いわけではありません。緊張や不安を感じるからこそ，人は行動に向けた準備性を高めることができます（例えば，実習前に何度も看護技術の練習をする。知識の復習をするなど）。そのため，過度にストレスを溜め込み，心身に不良をきたさないよう，自分自身でストレスをコントロールすることが重要です。友人や家族とのおしゃべり，スポーツ，ショッピング，リラクゼーション等，いろいろなストレス

標準予防策
汗を除くすべての血液・体液，分泌物，排泄物，創傷のある皮膚・粘膜は伝播しうる感染性微生物を含んでいる可能性があるという原則に基づいて行われる標準的な予防策のことです。

感染経路予防
一般的な感染予防策だけでは感染を予防することができない病原体による感染を防止するために実施する予防策を行います。接触予防策，飛沫予防策，空気予防策が主であり，それぞれ個人用防護具の使用，個室隔離，患者の行動や移送の制限などが規定されています。

発散方法がありますが，自分にあった対処方法を見つけておきましょう。

4）その他

風邪やインフルエンザ等の外敵から身体を守るためには，免疫力を高めておくことが有効です。そのために重要となるのは，良質な睡眠と食事です。

睡眠は，ただ長く眠れば良いというわけではありません。実習中は，どうしても睡眠時間が削られます。そのため，限られた睡眠時間でも深い眠りをとることがポイントとなります。睡眠が浅く，中途覚醒が多かった人に風邪の発症が多かったという研究結果もあります。まずは，ベッドや布団で寝ましょう。当然のことと思うかも知れません。しかし，翌日の予習をしながら，そのまま机の上で眠ってしまったということもよく聞く話です。また，軽いストレッチやリラックスできる音楽を聴くなど，寝つきや深い眠りを誘う自分なりの入眠儀式を行うのは良いでしょう。

食事は，栄養バランスの取れた食事が基本ですが，特に気をつけたいのは，免疫を担う細胞の機能低下を防ぐタンパク質とビタミンです。1人暮らしの学生は，どうしても食事バランスが乱れがちです。実習中にバランスの良い食事を準備することは大変ですが，3食しっかり食べ，たんぱく質やビタミン類の摂取を心がけるようにしましょう。

3 体調不良時の対応

体調を壊した場合はどうすればよいでしょうか？ 実習は休めないからといって，黙って実習に参加してもよいでしょうか？ 健康管理をしていても，誰でも体調を崩すことはあります。その時は，すみやかに医療機関を受診し，必要な治療を受けるとともに，教員に必ず報告をしましょう。そういった判断・行動が看護の対象となる人々の健康を守る第一歩となります。

✓ 自分の生活を振り返ろう。自分の健康を管理するために必要だと思う行動を挙げてみよう！

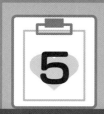

5 看護と倫理的感受性

第2編　スチューデント・スキル

学習日

A　20　年　月　日　　20　年　月　日　　20　年　月　日　　20　年　月　日
B　20　年　月　日　　20　年　月　日　　20　年　月　日　　20　年　月　日
C　20　年　月　日　　20　年　月　日　　20　年　月　日　　20　年　月　日
D　20　年　月　日　　20　年　月　日　　20　年　月　日　　20　年　月　日
E　20　年　月　日　　20　年　月　日　　20　年　月　日　　20　年　月　日

　あなたは倫理という言葉を知っていますか？　もちろん，中学や高校で学んだなかに，「公民」や「公共」のなかで「倫理」という言葉は出てきたことでしょう。それだけではなく，「政治倫理の問題」とか「企業倫理が問われている」など，ニュースで取り上げられていることにも気づいたことがあるでしょう。それでは，改めて倫理とはどのような意味なのでしょうか？　なぜ，看護学を学ぶに際して，これが重要なこととして取り上げられるのか，その理由や意義を含めて考えていきましょう。

A　私たちの日々の生活と倫理

　倫理は，私たちが日々どう生きるか，という人間としての生き方に関係します。「生き方」という表現では幅が広すぎるかもしれません。「生き方」には，シティ・ライフかカントリー・ライフか，仕事にエネルギーを注ぐか趣味に生きるか，といった指向性などを含みます。また，将来を考える堅実・貯蓄のアリ派か，今を楽しむ快楽・浪費のキリギリス派かなどの傾向や好みなども反映します。これらのすべてに倫理が関係しているか，というと必ずしもそうではありません。倫理が関係するのは，人間としてどうあるべきか，どう行動すべきかといった問いとその答（え方）と言えそうです。これらの問いは，周りの人々や社会の中で生きる私（あなた）の言動が周囲の人々や社会全体にとってどうであるか，と言い換えることもできます。もし地球上にたった一人で生きているとしたら倫理や道徳という言葉もその考え方も必要ないことになります。社会の中で生きるからこそ，自分の行動を考えたり振り返ったりすることが必要になるのです。

　気の合う友達数名で遊びに行った時のことを例に考えてみましょう。

Column 1 参照。

久しぶりだったので，ついおしゃべりに夢中になり，大きな声で話しながら道幅いっぱいに広がって歩いていました。他の通行人の迷惑になっているかもと心配になったあなたは「まずいよ」と注意しますが，「テンション下がる」と無視されてしまいました。

　このような経験は皆さんにもあるかもしれません。皆さんはどう考えどう行動するでしょうか？

☑楽しい雰囲気を壊したくないので，気にはなるがあえて言わない（何もしない）。
☑注意すべきだとは思う，でも言っても聞いてくれないから（その勇気がないから／仕返しされるかもしれないから／関係が悪くなると困るから…）言えない。
☑自分は他の人に迷惑をかけないように注意する。でも他の人の行動についてまでは，自分の責任ではないと思うし，できれば関わりたくない。
☑他の人の迷惑になる行為はよくないと思うので，注意する。いやな思いをすることもあるが，言うべきことは言う。

　他にもあるかもしれません。どの行動を選ぶかは，あなたが何を重視しているかにかかってきます。一つ目，二つ目を選んだ人は仲間との関係性，仲間内での自分の評価を気にしており，そこに価値をおいていると言えるかもしれません。これに対して，最後の選択肢を選んだ人は，友人仲間だけよりももっと広い社会，様々な人々で構成される社会の規範を重視しそこに価値をおいていると見ることができます。さらに，あまり迷わずに決める人，他の友達の様子を見て決めようとする人など，決定の仕方もいろいろあることでしょうし，このような時の反応の仕方などで友人関係が変わってくることも経験されるところです。

　この例からわかるように，自分が属している仲間集団も小さいけれど社会と言えます。そして社会の中での生き方という時，このような仲間内だけの基準では十分ではないことは明らかです。子どもから大人へと成長発達するにつれて社会は広がり，複雑さ多様さを増していきます。どのように行動すべきか，を考えたり決めたりする際の参照基準も単に仲間受けするとか，親や先生が言った通りにしていればよいというものではなくなります。どのように行動すべきか，これを決めるのは自分です。大学生は多くの場合保護者や自治体等から経済的支援を受けてはいますが，大人として振る舞うことが期待されま

Column 2 参照。

Column 3 参照。

す。大人とは自分の行動に責任を負うことができる人を言います。もちろん親しい人や尊敬する人に相談したり，考えを聞かせてもらったりすることは多いに推奨されます。そのうえで，自分の行動は自分で決め，その結果を自分で引き受けるのです。

✅ あなたはこれまでの人生で，どんな倫理的テーマに出会ってきましたか？ そして，最近報じられている以下について，どんな倫理的な問題があると思いますか？

> 最近注目される倫理的な問題：①文部科学省局長と某大学との競争的助成金への優遇と子どもの裏口入学疑惑，男子学生の点数上乗せ，②旧優生保護法による障害者への強制不妊手術，③障害者雇用に関する官公庁，地方自治体の水増し実態…これらに人々が怒りと失望を感じるのはなぜか？…

Column

1. **倫理と道徳**：類似の意味として互換的に用いられる場合と，異なるように用いられる場合がある。いずれも集団の中で守られるべきルールや行動規範を指すが，個人道徳と言われることもあるように，道徳は個人の内面的な行動原理を強調し，倫理はより社会との接点において生き方を決めるルールというところに重点がある。ただし，学者によって用い方に違いがあるので本を読む際には意識する必要がある。

2. **様々な人々で構成される社会の規範**：杖をついている高齢者や子供を抱いたりベビーカーを押す母親などへの配慮は十分なされているだろうか。混雑する電車内で迷惑そうな表情を浮かべる人，優先座席でも気づかぬふりを決め込む人は少なくない。歩きスマホの危険性も指摘されているが，自分の世界に入り込んで周囲の迷惑や不快に気づいていないように見受けられる人は少なくない。

3. **どのように行動すべきか，これを決めるのは自分です。**：倫理的な行動は，自律的なものである，と言われる。この「自律」とは，自分の行為を主体的に規制すること。外部からの支配や制御から脱して，自身の立てた規範に従って行動すること（広辞苑）とされる。同じくジリツと読む「自立」は，他の援助や支配を受けず，自分の力で判断したり身を立てたりすること，ひとりだち（広辞苑）とされ，どちらかというと日常生活に関連した意味合いが強いと言える。

B 倫理学

　私たちの日々の生活における倫理について，人間の成長発達の観点を交えて見てきました。ここで，どうあるべきかを学問として探求する倫理学に触れたうえで，看護や医療における倫理，看護学を学ぶことに関連する倫理に話を進めていくことにしたいと思います。

1 倫理学とは

　倫理学は，社会的存在としての人間の間での共存の規範・原理を考究する学問（広辞苑6版）であるとされています。人間として善い（悪い）ことや正しい（不正な）ことをどのように決めるのか，そのよりどころは何かといったことをめぐる学問ということになります。倫理学における古典的な倫理理論として，徳の倫理，功利主義，義務論がよく知られています。これらの理論は，医療や福祉の場でも活用され，場や状況の特性に応じた応用倫理として時に融合的に発展してきています。

　看護や医療においても，看護倫理，医療倫理，あるいは生命倫理など（の言葉で），倫理は重要視されています。医療や看護において，古典的な倫理理論を批判的に検討したり，新たな視点を持ち込むなどして提案された理論的立場には，原則主義，看護で重要視されているケア（リング）の倫理，ジェンダーの視点から新たな見方を提案するフェミニズム倫理学などがあります。

　医療では臓器移植や遺伝子診断治療などの先進医療に伴う生命倫理的な課題が注目されがちですが，看護には，看護師と患者の関わりや看護提供のあり方など独自の倫理的側面があります。皆さんが看護学を学び，実習で患者と出会うなかで，倫理的とはどのようなことか，学ぶとはどのようなことかについて考えを巡らせることが期待されます。

2 看護実践は利他的である

　看護（学）は，病気や障がい，不自由などの健康問題を抱えている人への支援，援助を主な役割としています。つまり，看護は利他的な使命を持っていると言えます。この利他的ということの意味が大切になります。自分に割り当てられた仕事を時間通りに遂行することだけがすべてではありません。患者のニーズに合わせることや，患者の望む時間や方法で提供することが大切です。患者が治療上守るよう期待される食事や運動を指導することも看護師の役割ですが，看護師の側だけでその必要性を判断し，計画を立てて指導することは，利他的

徳の倫理
アリストテレスに始まる。よい人格（性格）の人は善い行いをすると考え，徳を重視し，行為の動機と伴う感情の重要性を強調する。

功利主義
行為そのものよりその結果を重視する。ミルが主張した「最大多数の最大幸福」がよい結果であり，そのためには動機は問われず，個人的な関係性をおいて，公共の福祉への関心を重視する。

義務論
カントが提唱した，行動の結果よりも動機を重視するが，感情ではなく理性の働きによるものであるとし，それは道徳法則に基づくと考える。

原則主義
ビーチャムとチルドレスがよく知られている。普遍性と客観性のある4原理を基本に分析，方針を見いだす。①自律尊重：他人からの強制なしに自分の生活や身体について決定する権利を指す。②善行：患者に善（幸福や利益）をなすこと。③無危害：患者に危害を加えない。④正義：患者を平等に扱うこと，資源を公平に配分すること。

ケア（リング）の倫理
普遍的正義を強調する考え方に対し，関係性や文脈を重視し，身近な個人や人びとのニーズにどう応えるか，責任を引き受けるかに焦点がある。患者の人間的尊厳を守ろうとする姿勢を表す。

Column 4 参照。

とは言えません。指導が患者その人に合った，あるいはその人に役立つ援助になるためには，患者の準備性を把握したり，その生活を知る必要があります。その人のことをわからないままに指導しようとすると，「あなたのために言ってあげている…」とか，「患者さんに良かれと思って」という看護師の側の自己満足に陥ることが起こります。それは相手にとってよいことであるとは限りません。看護師がよいことと思って行っても，それがその人にとって，よいと感じられるものでなければ，結果は伴わないのです。こちらからの一方的な援助は援助になりません。利他的であるとは，自分だけの基準で物事を進めることではなく，患者その人への尊敬，その人の人格の尊重に基づくものであり，築かれた信頼に基づく対話的なものであるという特徴があるのです。

Column 5 参照。

文献
- ウィーデンバック, E. 外口玉子, 池田明子訳(1969)：臨床看護の本質—患者援助の技術, 現代社.
- ヘンダーソン, V. 湯槇ます, 小玉香津子訳(1961/2016)：看護の基本となるもの, 改訂版, 日本看護協会出版会.

Column

4. **患者のニーズ**：看護理論家のヘンダーソンは，患者のニーズを読み取り患者に変わってそのニーズを満たす看護師の役割について比喩的に述べている。「…看護師は，…患者の『皮膚の内側に』入り込まねばならない。看護師は時に，意識を失っている人の意識となり，自ら生命を断とうとする人に代わって生命の熱愛者として立ち，足を切断された人の足，光を失ったばかりの盲人の目，赤ん坊の移動の手だて，若い母親の知識と自信，体が弱りはてて，あるいは引っ込み思案のためにものが言えない人の「声」となるのであり，…」（看護の基本となるもの，12-13）。

5. **それは相手にとってよいことであるとは限りません。**：看護理論家のウィーデンバックは，「援助はその人に受け入れられなければ援助にならない，その人にとって利用されなければ意味がない」として，need for help（援助を要するニード）の見極めが重要であると述べている（臨床看護の本質，13-18）。

6. **「障害」の表記について**：「障害しょうがい」の表記については，様々な意見，議論がある。これを踏まえたうえで，本書では常用漢字でありよく用いられているという理由から「障害」を用いることとする。議論：「障害」はわかりやすいが，「害」という字の印象は悪く，「障害者」など人に用いるのは不適切という声から，「障碍」「障がい」「チャレンジド」等の意見，提案が出されてきた。2010 年，内閣府「障がい者制度改革推進会議作業チーム」が行った，当事者団体を含む各種の団体，個人へのヒヤリング結果では，いずれの表記にも賛成，反対があり，特定のものに決定することは困難との結論に至り，当面「障害」を用いることとし，今後当事者の意見やICFの障害概念との整合性に配慮しつつ意見集約を図っていくとされた。その後「障がい（者スポーツ）」表記が増えているようだが反対意見の表明もあり，議論は続いている。

C 人間の行動に関する理論を用いるに際して

1 正常／異常，標準／逸脱という見方

　看護学を学ぶ中で，正常／異常や標準／逸脱といったことばを多く目にすることになります。体温や脈拍など，生命徴候の正常範囲や異常の種類，性質等を知ることは患者の健康状態をアセスメントし，看護ニーズを判断する上で不可欠だからです。このような生理学的な数値については倫理的に問題になることはあまりないのですが，心理社会的な側面が関係する人間の行動や反応についてアセスメントする際に，気をつけなければならないことがあります。それは，人間の行動に関する理論的な知識は絶対的なものではないということです。例えば，高血圧や糖尿病などの慢性疾患の患者やその予備群と言われるハイリスクの人の健康関連の行動を説明する保健行動理論，交通外傷や脳卒中などによる身体損傷あるいは機能障害を受けた人に関する障害受容理論などです。これらは確かに患者の気持ちや行動を理解する上で，あるいは援助を考える上で役立つものです。けれど，患者によっては，理論で示されている過程や類型には当てはまらない，その理論ではうまく解釈できない行動も見られます。そのような場合，理論を絶対視すると患者の現実を歪めてみることにつながり，結果的に援助がうまくいかない場合も起こってきます。

2 障害受容理論を例に

　さらに問題なのは，患者の行動を表面的に見て，これらの理論（あるいは理論についての浅い理解）に当てはめ，ラベリングすることです。例えば，脊髄損傷を負った若い男性が，状態が安定して専門病院でリハビリテーションを受けている時，積極的に訓練に取り組むのでもなく，促すスタッフにも反抗的あるいは敵対的ととられるような言動を示したとします。あるいは促されると取り組むのですが，ふさぎがちで無気力な様子が目立つ患者がいたとします。このような状態の患者について，障害受容理論を適用して否認期にあるとか混乱期が長引いているなどとアセスメントするわけです。「障害受容できない患者」といったネガティブなラベリングを生み，さらには「受容を促す」看護援助をして患者の心をますます閉ざさせてしまう結果を招くこともありえます。前に説明したように，患者にとって受け入れられない援助は援助にはならないのです。

　障害を負った人に受容や適応を求めることは適切でしょうか？　その人自身にとって受容できる方が生きやすくなる，と言えるかもしれません。しかし，仮にそうだとしても，それはその人自身のことで

Column 6 参照。

あって，周りが勧めるとか，受容すべきとかいうことではありません。

　障害による様々な困難は，社会の側のあり方を問うことなく，個人の心理的な適応や残存能力の強化などの努力で乗り越えるものであるとする見方は，「個人主義的」で適切とは言えないという考え方が広がってきています。医療的な手立ての限界が大きく有意義な社会生活をあきらめざるを得ないことも少なくありません。個人の努力だけではいかんともし難いのです。あきらめざるを得ない範囲が大きければそしてその無念さを自分だけで乗り越えなければならない状況下では，適応や受容という言葉がよそよそしく響き，怒りや絶望，無気力に支配されたとしても不思議ではありません。しかし，新たな見方は既に示されています。個人の側に視力低下があったとしてもその視力を補える眼鏡があれば不自由なく生活できます。同じように，下半身の筋力低下や麻痺で歩けない人も車いすで自分の行きたい所へ自分が思う時に行けるのです。この時重要になるのが，アプローチの整備を含む道路・交通状況や人々の反応です。バリアフリーという言葉はよく耳にしますが，このバリアは物理的な障壁のことだけではありません。ひび割れや小さな段差につまづく，そのときちょっとした手助けが得られるかどうか，混雑した駅や電車内での人々のまなざしがバリアになるのです。もちろん単に外に出るだけではなく，仕事に就いたり好きなことに挑戦したりする機会が得られるかどうかが重要になるのは言うまでもありません。

　障害の問題は，障害者個人の問題ではありません。障害者雇用促進法などの法整備や実効性のある施策はもちろんですが，高齢者や障害のある人が尊厳ある人間として処遇されているか，母親と子どもが安心して生活できる社会になっているか，社会のありようが問われているのです。看護学を学ぶ皆さんは個々の患者の支援を考えるなかで社会のあり方に目を向け，自分たちの中にあるバリアに気づき，自分や周りを変えていくためにできることにトライしていきましょう。そして，健全な人権意識を育み，看護や医療でできることを学ぶとともに医療の枠組みで捉えることの限界についても考えていきましょう。

> **障害の問題**
> 障害についての見方は，国際障害分類ICIDH（WHO 1980）から，国際生活機能分類ICF（WHO 2001）へと大きく変化している。それまで，医学的な診断や個人の側の要因に重点が置かれていたことへの批判から，ICFでは人が生きて生活すること全体を含み，さらに個人要因だけではなく社会的環境要因をも等しく取り上げられている。さらなる詳しい説明は，自分で調べてみよう。

文献
・オリバー・マイケル，三島亜紀子他訳(2006)：障害の政治, 明石書店.

D 社会的な仕組みで提供される医療・看護

1 免許に基づく専門職実践

　看護・医療は，社会の仕組みのなかで，社会的な制度のもとで提供されます。看護師・医師等は，なりたいとか，勉強したからというだけではなれません。国家試験を受け合格し免許交付されて初めてその免許のもとに看護師として看護を提供できるのです。この免許に伴う責任や自覚が求められるのは言うまでもありません。一定以上の質で看護を提供するために，病院等には新人看護師への卒後研修の提供が努力義務として求められています。学ぶ皆さんは，学生時代に基礎をしっかりと身につけ，また学び続ける姿勢を身につけること，学び方と習慣を身につけることが期待されているのです。

　「免許のもとに」このことはまた看護が専門職であることを意味します。専門職実践は高度な教育と経験で修得される知識・技術の独占を伴います。この独占した知識技術を人々の福祉という目的に適うように用いるには，高い倫理性が求められるのです。多くの専門職団体は，自らの責任として倫理綱領を定め，社会に公表しています。日本における看護職の職能団体である日本看護協会も看護者の倫理綱領を策定しています。

2 法律や政策の影響を受ける看護実践

　免許のもとの実践であるだけではなく，病院や地域での看護実践は保健医療福祉に関するさまざまな法律や政策により決定されたり影響を受けたりします。例えば，看護師と患者の数の比率等は提供する医療の性質や対象となる利用者（患者）特性により，7対1，10対1基準など国で決められています。残念なことに，この基準を満たしていても，ほぼ常に看護師は多忙であり，保健医療福祉の分野ではマンパワーの問題は常態化しているほどです。ある業務に携わっている最中に別の患者からのナースコール…，その患者のところに直ちに行ける他の看護師はいない，という事態は珍しいことではなく，多くの看護師の倫理的ジレンマや倫理的苦悩の元となっています。

3 臨地実習での体験から学ぶ

　大学で学び始めると，間もなく臨地実習を経験することになるでしょう。病院，老健施設，保健所・保健センター等々さまざまな施設で，時には患者のご自宅に伺い実習をします。そこで，皆さんは多くの看護師・医師・他の職種の実践に触れることになるでしょう。皆さんが眼にすること，見聞きすることのなかに，倫理的にどうなのか？

専門職実践
医師等の医療職の他，弁護士等の法律家などが知られている。

Column 7 参照。

と疑問に感じることがあるかもしれません。あるいは自分自身がこれでいいのかな，と自分が行おうとすることに疑問を感じることがあるかもしれません。

例1：受け持った清拭に時間がかかり，上手にできなかった。患者を疲れさせてしまったかもしれない。自分が行うことで患者に迷惑をかけているのではないか。

例2：「看護師さん，トイレに行きたい」という患者の声に，「おむつしているから大丈夫，そのまましていいですよ」と返す看護師。自分でトイレに行きたい患者の気持は顧みられていないし，気持ち悪いのでは。

例3：「看護師さん，これ外してください」という患者の声，手にはミトンがつけられている。看護師は，「危ないから，ごめんね」とだけ言って行ってしまう。学生のあなたが「自分が付いているときは外したいのですが」と申し出ると，「何かあったら困るでしょ」と取り合ってもらえない。

例4：「透析はいや，がまんできない，行きたくない」と眼に涙を浮かべて訴える高齢患者。人工透析治療がよほどつらいようなのだが，他に治療法があるわけでもない。どう応えたらよいのか，何も言えなかった。

文献
・ドゥーリー，D. & マッカーシー，J. 坂川雅子訳(2006)：看護倫理 1．2．3．みすず書房．

Column

7. 倫理綱領：国際看護師協会　1953年に採択された最初の倫理綱領では「看護師は，医師の命令を明確にかつ忠実に遂行する義務，また，不道徳な手続きへの関与を拒否する義務を帯びている」として，その忠誠を医師に向けていたが，20年後1973年の改定では，「看護婦の主な責任は，看護ケアを必要とする人物の上にある」と，患者への忠誠へと大きく変化させている。さらに，2012年改訂版では「看護師の専門職としての第一義的な責任は，看護を必要とする人々に対して存在する」と明確化されている。

　日本看護協会　1988年前文と全10条から成る「看護師の倫理規定」を定め，2003年に前文及び全15条とその解説から成る「看護者の倫理綱領」に改訂した。

E めざす看護師像を見出す

皆さんがめざそうとしている看護は，人々の健康，生活，生と死に関わる仕事です。医療・看護の提供あるいは実践は倫理的であることが求められます。問題に遭遇しないわけはありません。多くの場面で倫理的問題に気づく人は 倫理的感受性 に富んでいると言えるかもしれません。その反対に，あまり気づくことがないという人は，少し倫理的感受性が乏しいかもしれません。看護を学ぶ者として，患者の人間の尊厳や権利を守ろうとするには，この倫理的感受性が重要になります。気づかなければ第一歩もないからです。自分が大切にされる体験が自分を大切にすることに，そして家族や友人などの身近な人を大切にすることにつながっていきます。相手の立場に立って考えてみる，その気持ちを想像してみることです。苦手だなと思う人は，教科書だけではなく，いろいろな本を読むことをお勧めします。そして，学生時代にいろいろな出会いを経験し，友情を育み大いに議論しましょう。そして，気づくだけでは十分ではありません。多くの学生たちの声です。

「何かしなければ，でも学生の自分に何ができるだろう」
「よくわかっている（はずの）看護師さんが言っているのだから，学ばせてもらっている立場としてはそれに従うしかない」

学生だから何も言えない，というのは言い訳かもしれません。発言することは勇気が要りますが，まずはおかしいと感じたことを言語化するところから始めましょう。言い方には配慮が必要ですが，疑問のかたちで表現したり，学んだことや自分の考えを伝えたりすることが大切です。そして，実習カンファレンスの中で取り上げ，仲間や先生，指導看護師の方と意見交換をしていきましょう。すぐに解決できなくても，現場の状況を共有したうえで方向性を確認できることもあると思います。

看護師は患者の身近に在り，患者の身体的苦痛，心配や不安などの心理的苦痛を察知しうる立場にいます。苦痛を和らげる第一歩はそれに気づくことであり，五感を駆使することに加えて看護師の感受性がモノを言います。さらに，痛むところをなでさするなどして傍にいることで，つらさや一人で耐える孤独感，不安感などがやわらげられ，単に鎮痛剤を用いるだけでは得られない安らぎをもたらすことがあります。このような人間的関わり合いは看護の最大の魅力の一つと言えるでしょう。あなたはどのような看護師を目指すでしょうか？学ぶなかで，仲間や先輩と語るなかで，目指す看護師像を見出してください。

倫理的感受性

倫理的感受性とは，一般にある状況に倫理的問題が潜んでいることに気づく能力を言う。倫理的な問題を解決するステップの最初におかれる。このステップは幾通りか提案されている。1例として，レストは倫理的感受性に続いて，倫理的（道徳的）推論，態度表明，実施を挙げている。

第3編 看護キャリア・デザイン

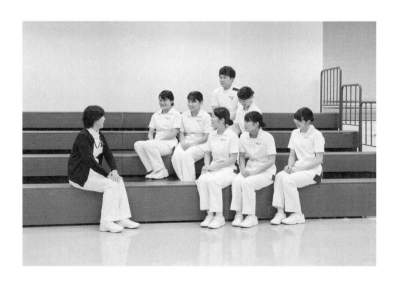

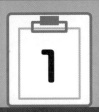

1 看護キャリアとキャリア・デザイン

第3編　看護キャリア・デザイン

学習日

A	20　年　月　日	20　年　月　日	20　年　月　日	20　年　月　日
B	20　年　月　日	20　年　月　日	20　年　月　日	20　年　月　日
C	20　年　月　日	20　年　月　日	20　年　月　日	20　年　月　日
D	20　年　月　日	20　年　月　日	20　年　月　日	20　年　月　日
E	20　年　月　日	20　年　月　日	20　年　月　日	20　年　月　日
F	20　年　月　日	20　年　月　日	20　年　月　日	20　年　月　日

　皆さんが看護職を志したきっかけを思い出してください。近い将来，遠い将来の自分の人生を思い描くことは，今を生きていくためにはとても大切なことです。一歩ずつ，確かな未来に向けて自分自身の看護職としてのキャリアについて考えてみましょう。ありたい自分自身であるために，これからの人生設計をしてみましょう。

A　ワーク・ライフ・バランス

　皆さんは看護職としてどのような場で活躍している自分をイメージしているでしょうか。キャリアとは，「看護職として，生活者としての調和を保ちながら，一人の人間としての成長を目指す過程」と定義できます。看護職としての経験が，自分自身の人生をより豊かにし，また人生の経験が，看護職としての経験をより豊かにするのです。つまり，それぞれの経験は，お互いを補うような関係であるといえます。様々な場で活躍する看護職がいきいきと働いていることが大切です。そして，看護キャリア・デザインとは「看護職として，生活者としての調和を保ちながら，人間としての成長を目指す過程をデザインすること」といえます。クランボルツという教育学・心理学者は「計算された偶発性」という理論を用いてキャリアを説明しています。それは，偶然に起きる予期せぬ出来事からも自分のキャリアは形成され開発されるものであり，むしろその予期せぬ出来事を大いに活用すること，偶然を必然化することが大切だというものです（宮城，2002）。どのような職場に配属されるのか，どのような先輩や上司に遭遇するのか，

J.D クランボルツ
スタンフォード大学教育学・心理学教授。アメリカ心理学会およびアメリカ科学振興協会フェロー。キャリアカウンセリング理論の先駆者として，キャリア開発評価，行動科学的カウンセリング，カウンセリング手法に関する著作があります。計画された偶発性理論が著名です。

その時々の自分自身や家族の状態など，個人の環境は様々に異なります。学生の場合を考えると，親や兄弟・姉妹が，親戚が医療職で，看護職を志したという人も少なくないと思います。また，たまたまテレビ番組で観た看護職の活躍に触発されて看護職を志した人もいるかもしれません。そういった偶然が看護職としてのキャリアに進む第一歩であったように，看護職となった後も同様に，様々な偶然の出来事に出会うのです。スペシャリストの看護師の中には，先輩看護師の姿を見て，憧れを抱き，「先輩の様になりたい」と思って，その専門性を高めようと認定看護師や専門看護師の道を志したということもよく耳にします。偶然の出会いや予期せぬ出来事を大いに活用することで，キャリア形成につながってくるのです。そう考えると失敗を恐れずにチャレンジする気持ちも大切なのだといえます。

仕事と生活の調和をワーク・ライフ・バランスといいます。学生であれば，勉学，バイト，サークル活動やクラブ活動，友人関係などのプライベートとのバランスを保ちながら，学生の本分である学業の目標をいかに達成するかを考えます。近年，看護職のワーク・ライフ・バランスというものが注目されています。看護職も1人の人間です。人はそれぞれの人生においてライフイベントを経験しながら，生活しています。特に女性の場合，結婚・出産・育児などのライフイベントを機にそれまでのライフスタイルを変えなければならないケースが多くあります。

ライフイベントとストレスの関係について，アメリカの社会生理学者のホルムズらは，配偶者の死を100とした場合のライフイベントのストレス度を表しています（夏目，花谷，2005）。ホルムズらによりますと，結婚が50，妊娠が40と比較的高く，ライフイベントそのものがストレスの原因になっていることがわかります。このようなライフイベントをうまく乗り越えるためには，どのようにすればよいのでしょうか。社会的な資源や家族の協力を得ながら仕事を続けるには限界はありますが，組織としてもライフイベントを機に退職となっては，戦力を失うことになりますから，支援体制も整備されつつあります。たとえば，働く時間の長さや時間帯，場所を選択できるのも1つです。また，常勤や非常勤の雇用形態が選択できたりします。個人の生活スタイルに応じた働き方ができるのです。長期休暇や短時間休暇制度が利用できるなど，ワークのためのライフの充実を図る手段も存在するのです。出産や育児を経験しても安心して働ける職場作りが進んでいます。豊かな人生経験は豊かな看護実践へとつながりますし，キャリアの継続そのものも看護の専門性の向上へとつながるのです。「子供ができたら辞めよう」と思う前に，子育てしながらいかに働くことが

できるか，という思いをもつことで，その手立てに近づくことができるのだと考えます。

　看護キャリアや看護キャリア・デザインを考える際には，このワーク・ライフ・バランスについても同時に考える必要があるのです。働き続けることはキャリアを継続し，高めるための必要な要素になってきます。個人のキャリアの向上は組織力の向上にもつながるのです。ぜひ，個々のワーク・ライフ・バランスを考えて，自分なりのキャリアの継続を図ってほしいと思います。人生の様々な経験は看護実践をする上では無駄になることは1つもありません。むしろ，実践に深みを増し，幅を広げるものだと考えます。一度離れたとしても，是非再び看護の世界に戻ってきてください。そして，看護職の資格をもって社会に貢献して欲しいと願います。

✓ 自分自身の看護職になろうと思った**動機やきっかけ**を思い出して記入しよう。

文献
・夏目　誠, 花谷隆志：基礎編　第3章, 河野友信, 他(編集), ストレスの事典, 朝倉書店, p18, 2005.
・宮城まり子：キャリアカウンセリング, 駿河台出版社, 2002.

B キャリア転換・仕事もプライベートも自分の人生

1 キャリア転換とは

シュロスバーグのキャリア転換理論によると，人生はさまざまな転換（転機）から成り立っており，それらを乗り越える努力と工夫を通してキャリアは形成されるとしています（宮城，2002）。つまり，キャリア発達はキャリア転換の連続であり，キャリア転換を上手に使い，自己管理できることが大切であるとしています。

看護職の場合のキャリア転換について考えてみると，病院で勤務する看護師の場合，代表的なものとして病棟配置の転換など勤務場所の変更があります。また，プリセプター（新人教育担当者）になったり，看護実習の実習指導者になったりと新しい役割が付加されることも転機と見なすことができます。転機というのは，今とは異なる他の状態・状況になるわけですから，当事者としては，新たな環境に身を置くことになります。誰しも新しい環境に置かれると，少なからず不安になるものです。その中で，いかにマイナス効果を最小限にし，効果的に対処するかが求められます。自分一人で解決できないこともありますから，その場合は様々な資源を活用しながら，自分の能力を補っていくことも大切です。このように自分に不足している能力を他の人に助けてもらって自分の力を高めることを自己拡充といいますが，困難に遭遇したときに，誰に助けを求めるとよいのかを見極める能力というものも必要なのです。その結果，その転機を乗り越えることでキャリアの幅を広げ，奥行きを深めることができ，自己の成長につながっていくのです。

2 ライフキャリアとは

キャリア研究の社会的権威者であるハンセンは，人生におけるすべての役割を幅広く盛り込んだ，新しいキャリアに対する「ライフキャリア」を提唱しました（宮城，2002）。これによると，個人的な人生上の満足だけでなく，意味ある人生のため，つまり「自分にも社会にも共に役立つ意義ある仕事」を行う視点に立ち，キャリアを選択することは重要であり，キャリアを構成する人生の役割について「仕事・学習・余暇・愛」の4つの要素がうまく組み合わさってこそ「意味ある全体になる」とされています。看護職のキャリアはまさに，この理論を地で行くものであるといえます。看護の実践活動は，生涯学習に支えられ，個人の研鑽が必要となります。また，看護の対象には病める人々も少なくありません。看護の対象である人々に向かう看護

ナンシー・K・シュロスバーグ (Schlossberg, NK)
米国のキャリア・カウンセリングの専門家による組織NCDA（全米キャリア開発協会）1999年度会長。1973年には，米国教育議会（ACE）初の女性役員として活躍しました。シュロスバーグは人生をさまざまな転機（トランジション）の連続として捉えるところに特色があります。シュロスバーグの研究は人生に大きな変化をもたらすような転機に注目し，そのプロセスの理解と，転機を乗り越えるための支援方法を体系化したものです。

サニー・ハンセン
州立ミネソタ大学教育学部を卒業後，同大学院で教育指導にて修士号を，カウンセリング・ガイダンスにて博士号を取得しています。専門はカウンセリング心理学です。ハンセンは，女性のリーダーとして学会活動でも積極的に活躍し，全米職業指導協会（NVGA），アメリカカウンセリング学会（ACA）の会長を務めました。人生の4つの役割「労働・愛・学習・余暇」の全体的なバランスを重要視し，自分の果たす役割をみつける必要性を提唱しました。

職が，愛情をもって看護を実践するためには，自分自身にゆとりがなくてはなりません。そのためにも，余暇（自分の自由に使える時間）によって，自分自身と向き合い，自分らしさを保持できる工夫が大切になるのです。皆さんは余暇をどのように過ごしていますか。何か特別なことをしなくても，身近な自然に触れたり，好きな本を読んだり，ペットの世話をしたり，身体を動かしたりなど，時間や空間を自分のために使うことによって，はりつめた自分をリセットし自分らしく過ごせるのではないでしょうか。そのようなゆとりの中で，何か新しいひらめきや発想が生まれることもあり，それが仕事にプラスの影響を及ぼすことも期待できます。そのために，ワーク・ライフ・バランスという考え方を身につけて，置かれた状況の中でどのようにキャリアと向き合うのかを考える必要があるといえます。

✓ あなたがなりたい理想の看護職像を記入しよう。モデルと人を思い浮かべてみよう。

✓ 上に記入した看護職像とあなた自身を比較して自分に足りないものを記入しよう。

文献

・宮城まり子：キャリアカウンセリング，駿河台出版社，2002．

C 看護キャリアをデザインする社会的責任

看護職は，専門職です。専門職には専門職としての基準があります。その基準は以下の通り9つです（井部，2003）。

> ①独自の専門的知識・技術に基づく仕事に従事する職業である
> ②知識や技術は，長期の教育訓練でなければ獲得できないものである
> ③実践の基盤となる専門知識体系と教育体系を有している
> ④社会の安寧と公共の利益を目指したサービスと貢献である
> ⑤サービスの提供にあたっては，プロフェッショナルとしての倫理的規範に従う
> ⑥職務活動において自立性を有する
> ⑦サービスを提供するための能力，倫理的規範，自律性を維持するための専門組織と倫理規定が存在する
> ⑧専門性・倫理性を保証する免許や認定の制度を備えている
> ⑨これらの領域には独占的権限が伴う

井部俊子，中西睦子（監修）：看護管理学習テキスト1 看護管理概説，日本看護協会出版会，p77，2003。

保健医療福祉は日々変化しています。それに伴い，様々な健康レベル・発達段階の対象者の間で保健医療福祉への意識・関心はますます高まっています。医療の変化はそれを受ける対象者の生活へも影響を及ぼしますし，看護の方法もこれまでとは異なる方法が求められることがあります。よって，看護職は常に自己研鑽し，社会の求める能力を維持・向上していく必要があるのです。上記①②③に共通していることは，専門職としてのより質の高い知識・技術を備えておかなければならないということです。看護実践が専門的知識・技術に基づくのであれば，変化する様々な状況を理解するためにも，常に知識・技術の更新をしなければならないということになります。そのためには，看護基礎教育の課程を卒業した後も継続した学習が必要になることは容易に納得できると思います。また，⑤については日本看護協会が作成・公表した「看護者の倫理綱領」があります。その8条には「常に個人の責任として継続学習による能力の維持・開発に努める」とあり，生涯学習についても定められており，専門職としての自己研鑽は，角度を変えると倫理的態度とも捉えることができるのです。

専門職としてのキャリアを維持・向上させること，すなわち，専門職として成長することは，生涯にわたり自己教育を必要とすることを意味します。看護の対象に立場を置き換えた場合，その時その場で最

も質の高い看護を享受できることは，当然の権利ともいえますし，それに応える責任が専門職にはあります。専門職として社会人として看護キャリアをデザインすることは，看護職の社会的責任ともいえます。学生時代は，与えられたカリキュラムを進んでいけば，自ずと学習内容が積み重なるようなシステムの中で学習しています。参考図書なども教員から指示され，それに向かうことで問題解決を図ることが可能です。看護学実習は，体験的に看護を学ぶ学習方法の一つですが，その場合も，臨床の指導者・教員などの指導の下，学習を積み重ねることで，対象者への援助を実現することができます。ところが，専門職となると，学生時代と違って学習を自律的に行うことが求められます。学生時代はいわば，専門職となるための基盤作りであり，その時代にしっかりと学習方法を身につけることが大切です。臨床の場では，わからないことが山ほどあります。それらを解決するための考え方を，看護基礎教育においてしっかりと学んでおいてください。

✓ 3年後の自分をイメージして記入してみよう。

✓ 5年後の自分をイメージして記入してみよう。

✓ 10年後の自分をイメージして記入してみよう。

D キャリア・カウンセリング

皆さんは，卒業後にどのような自分でありたいか，想像したことはありますか。大学での学びが進むにつれて，自分のやりたいことが少しずつ明確になってきているのではないでしょうか。入学して間もない人は，目の前の学習で精一杯で，卒業後のことなんてまだまだと思っている人もいるかもしれません。専門職としてのキャリアをどのようにデザインするのか，それはそう簡単なことではありません。そこで最も大切なことは，自分自身がどのようなキャリア生活を送りたいかということだと思います。それをしっかりともった上で，キャリアについての相談をすることも一つの方法です。自分自身のキャリアについて，第三者に相談するのです。

クランボルツは，キャリア開発における学習過程に焦点を当て「キャリア開発は学習プロセスの結果である」としました（宮城，2003）。そして，キャリア・カウンセリングの要点をまとめています（右欄）。

これらの考えは，C.「社会的責任」の項で述べたように，キャリアは生涯にわたる学習の連続であるとの考えが基盤にあります。その中で，キャリア・カウンセリングの機能は，クライエントであるその個人の気づきを支援するということです。答えを与えることではなく，答えが出せるように導くことだといえます。

キャリア生活が長くなればなるほど，方向づけに悩む状況に陥りやすくなります。そんなときに，周囲の支援を得てみることも大切です。特に，先に述べたキャリア転換期に有効なキャリア・カウンセリングを体験することによって，それを乗り越えやすくなるのです。

職場であれば，上司としてのメンタリング機能の中に，キャリア形成の全体像を把握した上で，次のステップへの気付きを与え，方向付けをするようなキャリア・カウンセリングが求められています。上司や先輩，キャリア上の優位者がメンター（よき相談相手）にあたります。形式的な面接だけがキャリア・カウンセリングではなく，普段の対話の中にもその要素が含まれています。大学などでは，教員や職員，上級生などがメンターになることもあります。キャリア・センターを有している大学では，キャリア・カウンセラーがキャリア相談を実施しているところも少なくありません。キャリア・カウンセラーは，キャリア理論やカウンセリング，心理学や行動科学，経営や人材開発，メンタルヘルス，豊富な情報ネットワーク，法律上の問題の理解，労働活動支援の情報などの専門知識を備えており，適切なカウンセリングが期待できます。

キャリア・カウンセリングの要点
①クライエントの環境はさまざまである
②意思決定学習によるものである
③意思決定をうまく行うことができれば，キャリア選択は成功する
④キャリア選択がなかなかできずに迷うことは当然であり，問題ではない。最も相応しいキャリアは必ずしも一つとは限らない
⑤既にキャリアを選択した人にも，フォローアップをはじめとする支援が必要である

（クランボルツ）

メンタリング
経験や知識，地位とパワーがある年長者が，それらをもたない若年の人々のキャリア形成を促進するため，個人的に援助することをいいます（小野，2002）。
小野公一：キャリア発達におけるメンターの役割．白桃書房，2003．

E 看護職の教育の実態と看護職の活躍の場

1 看護職の教育の実態

看護基礎教育，つまり看護職の養成の実態を以下に示します。

平成 28 年度の厚生労働省の看護師等学校養成所入学状況調査によりますと，大学入学者実数 23,106 人，短期大学入学 1,575 人，大学・短期大学を除く養成所入学実数 27,694 人と養成所に入学する者が最も多い状況です（厚生労働省）。

平成 19 年度と比較すると，大学入学者実数は約 1.7 倍，大学・短期大学以外の養成所は 1.2 倍であり，大学の入学者の増加の割合が大きくなっています。背景には，看護基礎教育の大学化が進んだことがあります。

看護基礎教育課程をもつ大学は，平成元年 12 校，平成 28 年度は約 21 倍の 256 校になっています。大学・短期大学を除く養成所は，平成 12 年度は 513 校，平成 28 年度では 543 校とほぼ横ばいです。

2 看護職の活躍の場

病院，診療所，助産所，訪問看護ステーション，介護保健施設等，社会福祉施設，保健所，市町村，事業所，看護師等学校養成所または研究機関など様々です。就業の場は異なっていても，人々がその人らしく生きることを目指して看護を実践する，ということは同じです。

平成 27 年度の厚生労働省の報告によりますと，圧倒的に看護師として就業する人が多いです。就業場所別に見ると，保健師は「市町村」が最も多く，助産師，看護師は「病院」が最も多くなっています。

看護師・助産師の活躍の場の中心は病院であり，保健師の活躍の場の中心は市町村ということになります。活躍の場は異なっても，これまで述べてきたようなキャリアについての考えは，場を越えて通じるものです。また，前述したように，キャリアは継続することで向上できるのですが，最初の職場選びは大切です。どのような職場でスタートを切るかというのは，その後のキャリアに大きく影響します。ですから，キャリア・カウンセリングは，看護基礎教育の中で既に始まっており，様々な機会を通じて，学生が自身のキャリアについて考える環境が必要になります。

自分自身を知り，特性に合った場所でキャリアをスタートさせることは，キャリアを長続きさせるために大切なことです。

就業看護職の人数
保健師　　　60,472 人
助産師　　　38,486 人
看護師　1,634,119 人

就業場所別の人数
保健師：市町村 25,502 人
　　　　（45.9%）
助産師：病院 23,592 人
　　　　（61.3%）
看護師：病院 821,306 人
　　　　（69.8%）

文献

・厚生労働省 HP：看護師等学校養成所入学状況調査
　http://www.mhlw.go.jp/toukei/list/100-1.html, 2018.1.29 閲覧
・厚生労働省 HP：平成 22 年衛生行政報告例（就業医療関係者）結果の概況
　http://www.mhlw.go.jp/toukei/saikin/hw/eisei/10/, 2018.1.29 閲覧

F スペシャリストの養成

医療の高度化，複雑化によって人々の多様なニーズに対応できることを目指し，特定の領域で実践能力を発揮できる看護師の教育が行われています。ここでは，認定看護師，認定看護管理者および専門看護師について紹介します。

1 認定看護師（CN：Certified Nurse）

認定看護師制度は，特定の看護分野において，熟練した看護技術と知識を用いて水準の高い看護実践のできる認定看護師を社会に送り出すことにより，看護現場における看護ケアの広がりと質の向上を図ることを目的にしています。認定看護師は特定の看護分野において次の役割を果たします。

①個人・家族及び集団に対して，熟練した看護技術を用いて水準の高い看護を実践する（実践）。
②看護実践を通して看護職に対し指導を行う（指導）。
③看護職に対しコンサルテーションを行う（相談）。

1996 年に，「救急看護」と「創傷・オストミー・失禁（WOC）看護」の教育課程が最初に開始されました。2013 年現在では，21 分野の課程が行われています（**表1**）。

認定看護師の資格取得には，臨床看護師が臨床経験を 5 年以上もち，そのうち 3 年以上は認定看護分野で実務をしていることが求められます。土台の上にスペシャリティを重ねる意味において，それまでの臨床経験というものが必要になるのです。6 カ月以上の認定看護師教育課を修了後，日本看護協会の認定審査である筆記試験に合格すると，認定看護師として登録されます。その後は 5 年ごとに認定更新の手続きをしなければなりません。更新の目的は，認定看護師のレベル保持のため，熟練した看護技術と知識を維持しているかを確認することです。認定更新の基準は，認定時もしくは前回更新時より，現在に至るまでの 5 年間における看護実践や自己研鑽の実績について書類審査が実施され，合否を判定されます。

これまでも述べてきましたが，認定された後の自己研鑽が求められることになりますし，その実績を可視化できるようにまとめ，自分の実践に対して他者評価を受けることになります。前述した実践，指導，相談を通して，特定の看護分野における実践の牽引力となり，看護の実践力の底上げをする役割を果たすことができるのです。

21 分野の認定看護師の活躍は看護の質の向上に貢献しています。

認定看護師，専門看護師
日本看護協会 HP：専門看護師，認定看護師制度
　http://nintei.nurse.or.jp/nursing/qualification/
2013.7.29 閲覧

表 1　認定看護師（21 分野）
　　　（2016 年 1 月現在）

救急看護・皮膚・排泄ケア・集中ケア・緩和ケア・がん化学療法看護・がん性疼痛療法看護・訪問看護・感染看護・糖尿病看護・不妊症看護・新生児集中ケア・透析看護・手術看護・乳がん看護・摂食・嚥下障害看護・小児救急看護・認知症看護・脳卒中リハビリテーション看護・がん放射線療法看護・慢性呼吸器疾患看護・慢性心不全看護

2 認定看護管理者（CNA:Certified Nurse Administrator）

　認定看護管理者制度は，多様なヘルスケアニーズをもつ個人，家族および地域住民に対して，質の高い組織的看護サービスを提供することを目指し，看護管理者の資質と看護の水準の維持および向上に寄与することにより，保健医療福祉に貢献することを目的にしています。

　また，認定看護管理者とは日本看護協会の認定看護管理者認定審査に合格し，管理者として優れた資質をもち，創造的に組織を発展させることができる能力を有すると認められた者をいいます。前述した認定看護師は特定分野の看護の実践者でしたが，認定看護管理者は，看護管理のスペシャリストということになります。認定審査の要件は認定看護師に比べるとバリエーションがあります。

　要件1は認定管理者教育課程のファーストレベル150時間，セカンドレベル180時間，サードレベル180時間を修了していることが必要になります。要件2～4は管理職としての実務経験と大学院修了を要件としています（**表2**）。そして，書類および筆記試験による認定審査が行われ，登録された後，認定看護師と同様，5年ごとの認定更新が行われることで，質が保証されることになります。

表2　認定管理者の認定要件

要件1	認定看護管理者教育課程サードレベル修了している者
要件2	看護系大学院において看護管理を専攻し修士号を取得している者で，修士課程修了後の実務経験が3年以上ある者
要件3	師長以上の職位で管理経験が3年以上ある者で，看護系大学院において看護管理を専攻し修士号を取得している者
要件4	師長以上の職位で管理経験が3年以上ある者で，大学院において管理に関連する学問領域の修士号を取得している者

3 専門看護師（CNS:Certified Nurse Specialist）

　専門看護師制度は，複雑で解決困難な看護問題をもつ個人，家族および集団に対して水準の高い看護ケアを効率よく提供するための，特定の専門看護分野の知識・技術を深めた専門看護師を社会に送り出すことにより，保健医療福祉の発展に貢献し併せて看護学の向上を図ることを目的としています。

　専門看護師制度は，日本看護系大学協議会と日本看護協会で連携し，運営されています。日本看護系大学協議会は，教育課程の特定，教育課程の認定・認定更新を行っており，日本看護協会は，専門看護分野の特定，認定審査・認定更新審査等を行っています。

　専門看護分野というのは，変化する看護ニーズに対して，独立した専門分野として知識及び技術に広がりと深さがあると制度委員会が認

めたものをいいます。2012年現在，13分野が特定されています（**表3**）。

専門看護師は，専門看護分野において以下の6つの役割を果たすと謳われています。

①個人，家族及び集団に対して卓越した看護を実践する（実践）。
②看護者を含むケア提供者に対しコンサルテーションを行う（相談）。
③必要なケアが円滑に行われるために，保健医療福祉に携わる人々の間のコーディネーションを行う（調整）。
④個人，家族及び集団の権利を守るために，倫理的な問題や葛藤の解決をはかる（倫理調整）。
⑤看護者に対しケアを向上させるため教育的役割を果たす（教育）。
⑥専門知識及び技術の向上並びに開発をはかるために実践の場における研究活動を行う（研究）。

認定看護師や専門看護師は，その活動成果を着実に残しています。看護系の多くの雑誌や学会において活動実績や研究実績が発表されていますので，一読してみてください。看護職のスペシャリストの活動は，キャリア発達の結果そのものであり，看護実践の質の向上に直結しています。

4 看護職のキャリアの選択肢—スペシャリストとジェネラリスト

これまで述べてきたスペシャリストは特定分野で活躍することを目指しています。これに対して，特定の領域を目指すのではなく，従事した領域で質の高い看護実践を提供することを目指す看護職のことをジェネラリストといいます。ジェネラリストとしてのキャリアを選択する看護職も少なくありません。

また，訪問看護ステーションや助産所を起業するなどの選択をする看護職も存在します。さらには，海外の大学へ進学したり，海外の保健医療福祉施設で就業したり，国際協力のため様々な国で活躍する看護職もいます。学生時代は多様な経験をすることが可能でそれらの経験は直接・間接にキャリアと結び付くものになります。大切なことは，自らの目的のために必要な情報をどこにアクセスすれば得られるのか，様々な資源を活用できることです。

看護は世界どこでも共通して必要なものですから，国の内外を問わず，グローバルに活躍する看護職を目指してください。

表3 専門看護師(13分野)（2017年12月現在）

がん看護，精神看護，地域看護，老人看護，小児看護，母性看護，慢性疾患看護，急性・重症患者看護，感染症看護，家族看護，在宅看護，遺伝看護，災害看護

京都橘大学看護学部のキャリア状況

　京都橘大学看護学部は2018年，開学から14年を迎えます。卒業生である1期生から9期生の卒業時の就業の動向を**表4**に示しました。看護師として就業した者は，3職種の中で最も多く71～87％，助産師5～9％，保健師1～11％でした。1期生は，2014年度で臨床経験9年を終えることになり，中には，本学の大学院に進んだ人，本学の助手となり活躍している人などもいます。また，表の入職時の職場とは異なる組織に異動し，キャリアを継続している人も大勢います。今後，臨床経験を重ね，大学院，認定看護師課程，専門看護師課程に進学する卒業生が増えることが期待できます。

表4　本学卒業生の就職の動向

	1期生	2期生	3期生	4期生	5期生	6期生	7期生	8期生	9期生
看護師	82	85	75	76	87	80	78	71	78
助産師	7	7	7	8	6	4	7	8	7
保健師	7	2	11	5	3	2	3	5	7
養護教諭	1	0	4	4	1	1	0	3	3
科目等履修生	1	0	0	1	0	2	0	0	0
進学	0	0	1	1	1	3	0	0	4
その他	1	6	2	5	2	2	1	0	1
合計(%)	100	100	100	100	100	92	89	87	100

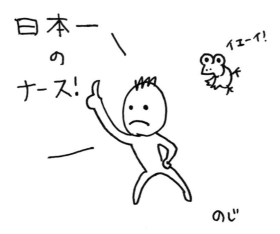

文献
・日本カウンセリング学会(監修)，松原達哉，他(編)，楡木満生(著)：産業カウンセリング辞典，金子書房，p417, 431, 2008.
・平山さよ子：改訂版　看護職のキャリア開発，日本看護協会出版会，2009.
・宮崎冴子：キャリア教育理論と実践，雇用問題研究会，2007.

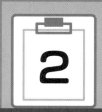

ポートフォリオの作成

第3編　看護キャリア・デザイン

学習日

- A　20　年　月　日　　20　年　月　日　　20　年　月　日　　20　年　月　日
- B　20　年　月　日　　20　年　月　日　　20　年　月　日　　20　年　月　日
- C　20　年　月　日　　20　年　月　日　　20　年　月　日　　20　年　月　日
- D　20　年　月　日　　20　年　月　日　　20　年　月　日　　20　年　月　日
- E　20　年　月　日　　20　年　月　日　　20　年　月　日　　20　年　月　日

本章では「学び」を効果的に進めるための，ポートフォリオの活用について述べます。ポートフォリオという言葉を聞いたことはありますか。これまでの章では，記録の目的や必要性などについて学んできました。ここでは，具体的にどのように記録としてまとめるのかを中心に，様々な場面での記録について学びながら，ポートフォリオの考え方を学びます。

A　ポートフォリオとは何か

1　ポートフォリオの目的

　ポートフォリオ（Portfolio）を英和辞典で調べてみると，①書類挟み，折りかばん，書類入れ，②画集（代表作）選集，③大臣の地位，④（銀行・個人などの所有する）有価証券一覧表，とあります。

　建築家やデザイナーなどが自分の作品を整理してまとめたり，モデルなどが売り込み用の自分の写真を入れたりするものもポートフォリオといいます。最近の病院における就職試験においても導入され，事前にポートフォリオを提出し，これまでどのような場所でどのような看護に携わってきたのかを問われることもあります。経済・金融分野では，「有価証券一覧表」を指し，「資産一覧表」「顧客リスト」などの意味で用いられることもあります。

　さらに近年では，教育分野でもポートフォリオが注目を浴びています。特に学びのためのポートフォリオは「ラーニング・ポートフォリオ」と言われ，皆さんの学びをより効果的にするものとして教育現場でも活用されています。これは，学生の学習実践記録のことで，どのように学習を実践したのかを振り返ることを目的とします。

　皆さんは，入学時に教務関連のガイダンスを受け，その後，回生（学

ラーニング・ポートフォリオ

　アメリカでは1990年代に学生が主体的に学ぶ能動的学習の在り方が注目されました。ラーニング・ポートフォリオは長い間，初等・中等学校を中心に活用されていました。しかし，教員が自らの授業を省察する中で，学生側の視点にたった授業設計，学習改善の意識が高まった結果，ラーニング・ポートフォリオが広く導入されました。

　日本でも2004年頃に学習過程を省察してまとめるラーニング・ポートフォリオが新たな学習改善の動向として注目され，これまでの標準テストに頼る成績評価だけでなく，実質的な学びを評価する観点から導入されています。

年）が上がるごとにカリキュラムのガイダンスを受けるようになります。大学の教育理念，学部の教育理念を目指して，各科目は設定されています。積み上げが必要となる科目に関しては，履修の前提科目に当たるものもあり，科目の特徴とともに，科目間の関連や履修の上で必要なことの説明を受けています。そして，授業が終わると，試験を受けてその科目の評価を受け，必要な内容を修得すれば単位を得ることができるのです。ラーニング・ポートフォリオを用いることで，大学のカリキュラムを俯瞰的（全体を眺める）に捉え，受講した授業の位置付けがさらに明確になります。全体と部分を常に意識しながら，受講している科目について考えることに役立ちます。

　皆さんは，講義資料などをどのように保管していますか。各科目の講義資料を大変きれいにファイルしている学生がいます。これはポートフォリオの原型だともいえます。いざという時に，どこに何がファイルされているかが一目瞭然で，学習内容を振り返るのに便利です。一方，クリアファイルに配布された資料をバラバラに折り目も様々に挟み込んでいる学生をたまに見かけます。これでは振り返る段階で，すべてをファイルから出し，1枚1枚めくらないと資料の内容が見えてきませんし，学んだ順序もわからなくなり，効果的に振り返ることができません。整理整頓ができていないと，探し物をすぐに見つけ出すことはできません。効果的な振り返りをするためにも，学びを適切にまとめておく必要があります。ポートフォリオは学びの整理整頓，つまり学んだ内容をファイルするところから始まります。ポートフォリオの1枚目はシラバスの科目の概要を収める場所といえます。ポートフォリオの目的は，学びの「省察」です。振り返りのことを「省察」といいます。次の項でさらに詳しく学びます。

✅ 日ごろの自分自身の学習の整理の実際を振り返ってみよう。

✅ 今後，取り入れたい学習の整理法を書いてみよう。

2 学びの省察とは

それではこの「省察」について考えていきます。「省察(せいさつ,しょうさつ)」とは「自分自身を省みて考えをめぐらすこと」と広辞苑では書かれています。つまり,学習における省察とは,自分自身の学びについて振り返ることです。哲学者であるドナルド・ショーンは,省察ということを,専門職の学びの視点で捉えました(Schön, 1983)。ショーンは,「行為の中のリフレクション(reflection-in-action)」という考えを示しました。これは刻々と変化する状況のただ中で,状況との対話を通して,その実践状況に応じた行為を遂行しつつ,次にどのように行為するかを思考し判断を下し,行っている実践内容をより良いものにしようとする行為です。もう一つは「行為についてのリフレクション reflection-on-action)」で,これは,実践後に,自分自身の行った実践やその時々の思考について,振り返り意味付けを行うことです。実践の中においても,その後においても,自己の実践を振り返ることが,実践者には求められるという考えです。振り返りをする中で,自分の考えを客観的にモニタリングし,行動を調整したり,つまずきや誤りを修正したり,新たな発見をしたり,考えを深化させたりしていくのです。この考えは専門家の学び方を示したものでありますが,皆さんのような大学生を「学びの専門家」と解釈すると,この考え方は学習を振り返るという点で大いに参考になります。看護専門職を目指す皆さんは「生涯学習者」としての入り口に立っていますから,学生時代に学び方をしっかりと学んでいると,生涯にわたって自分自身の学びのスタイルを確立することができると考えます。

これまでは,ポートフォリオの意義について述べてきました。ここからはその手法について学び,より効果的な学習を目指します。ポートフォリオは単に資料をファイリングすることではありません。思考の結果をファイルし,ファイルした資料を再び自分で考え振り返る,つまり省察することが目的です。振り返る視点は,その時々に掲げている自分自身の目標です。どのように学習し,何を学んだのかを振り返り,最終的に目標の達成度について吟味する必要があります。看護教育における学びのスタイルは実習形式,講義形式,演習形式,などさまざまです。ポートフォリオを理解するために,まず「パーソナルポートフォリオ」について考えるところから始めましょう。

ドナルド・ショーン (Donald A. Schön)
Schön, DA (1983) 著／柳沢昌一, 他 (訳) (2007): 省察的実践とは何か, 鳳書房

B　パーソナルポートフォリオ

　パーソナルポートフォリオというのは，その人のこれまで行ってきた成果や関心のあることを一つにまとめたファイルです。現在の自分は，過去の自分から続いているものであり，これからの自分を形成するものでもあります。たとえば，皆さんは過去の何らかの体験が契機となって看護の道を志しているのだとすると，ポートフォリオの中には，契機となった証となる資料がファイルされるはずです。自身や家族の入院時に撮った写真，自身の受けた看護の思い出，医療職の家族の写真，感銘を受けた闘病記のコピーや感想と，その人その人で様々なものが想定されます。

　パーソナルポートフォリオは「自分自身を他者に伝える」ツールであり，他者からしてみれば，「その人のことを知る」ツールとなります。自分を表現するためのポートフォリオの中身として，興味・関心のあること，新聞，雑誌，冊子の切り抜き，インターネット情報，これまでの活動や実績（クラブ活動，ボランティア活動，留学経験，アルバイト），取得資格歴，これまでの経験で印象に残っていること，自分に影響を与えた人々，現在の思いや願い・目標などがあります。

　個性あふれるファイルを作ってもよいですし，市販のＡ４版のクリアファイルでもよいので，時系列でファイルに綴じていきます。パーソナルポートフォリオを作成するために，思い思いの「私の象徴」を探しているときに，過去の体験を回想することになり，過去の自分自身との対話が生まれてきます。そして，一つ一つが統合されたときに，全体を俯瞰しながら，自分の人生の歩みを振り返る機会になります。さらに，ポートフォリオを用いて「自分の物語」を他者へ紹介する時に，再び自己との対話，そして他者との対話が生まれるのです。ポートフォリオに綴じるモノをあれこれ探すとき，多くの過去の体験に触れ，そのたびに何度も手を止め，嬉しかったり，懐かしかったり，ほろ苦かったりと様々な思い出に浸かりながらの作業になるに違いありません。それも貴重な経験です。経験は成長の糧になりますから，成長を振り返るというポートフォリオを作る作業は，成長を可視化する作業ともいえるのです。そして，これからも続く人生の目標を見出したり，自身の志を再確認したりするなどの機能をもっているといえます。つまり，パーソナルポートフォリオは，人生の歩みを推し進める原動力となるのです。

❷ ポートフォリオの作成　187

✅ 下の枠にこれまでの自分自身を象徴する写真を1枚貼りましょう。

✅ 上の写真の説明を下の枠に書きましょう。その際，自分のことを他者に知ってもらおうと思って記載してみてください。

C ポートフォリオの活用（実習）(図1)

看護学実習は体験を通して看護を学ぶという学習です。上回生（上学年）で看護学実習を経験したことのある人は実習記録がどのようなものであるか、イメージがつくと思います。看護学実習では、実習の目的・目標にそって一定の期間、一人の患者を受け持ち、看護過程を展開していきます。ポートフォリオの中身は、実習要項、学習記録（受け持ち患者の病態、関連する検査、基本的な看護、治療に関する内容）、日々の活動記録、看護過程の一連の記録（情報整理・アセスメント・関連図・看護診断リスト・看護計画・看護実践記録・評価）が中心になります。たとえば、受け持ち患者の退院への支援の一つに退院後も食事療法がうまく続けられるように作成した冊子や、リハビリ室での運動療法のプログラムが家に帰った後も継続できるように作成された冊子などもポートフォリオの1ページとなります。

ここで大切なことは、実習記録において、「自己の学習過程」を振り返ることがどれくらいできているかということです。受け持つ患者は千差万別ですから、各人が目指す目標もさまざまです。その患者にどのくらいより添いながら、日々の看護が実践できているのかという視点が必要になってきます。記録は美しくファイルされ、看護過程の記録をそつなく書いていても、生身の自分が何を学んでいるのかがわからなくては困ります。皆さんが実習で学ぶことのほとんどは初めて体験することばかりで、そこで様々な思いを抱くことになると思います。うれしかったこと、困ったこと、落ち込んだことなどを1日の振り返りの中に記録することによって、教員へメッセージを送ることもできますし、何よりも自分自身を振り返る機会になります。自分の気持ちに向き合えずして患者の気持ちに向き合えることはないと思います。

皆さんは日々の目標を立てて実習に臨んでいます。しかし、眼前のことに精一杯になり目標を見失うことが多々あります。病棟実習では、臨床のテンポについていくのに必死です。そこで教員がペースメーカーとなり、うまく伴走していきますが、教員が代わりに走ってあげることはできません。学生の心拍や歩幅や歩調を吟味しながらよりよきペースメーカーとなってゆきます。そのためにも、自分自身の学びの現状をポートフォリオの活用によって知ってもらうのです。

看護学の学習方法の一つに プロセスレコード というものがあります。これは、相手の言動を記録し、それに対応する自分の言動・思いを記録して、分析するものです。これまで述べてきた省察するためのツールとして活用することができます。相手の言動の意味を考察し、自分の気づかなかった思いを発見することもあります。冷静になって

> プロセスレコード
> (p.190を参照)

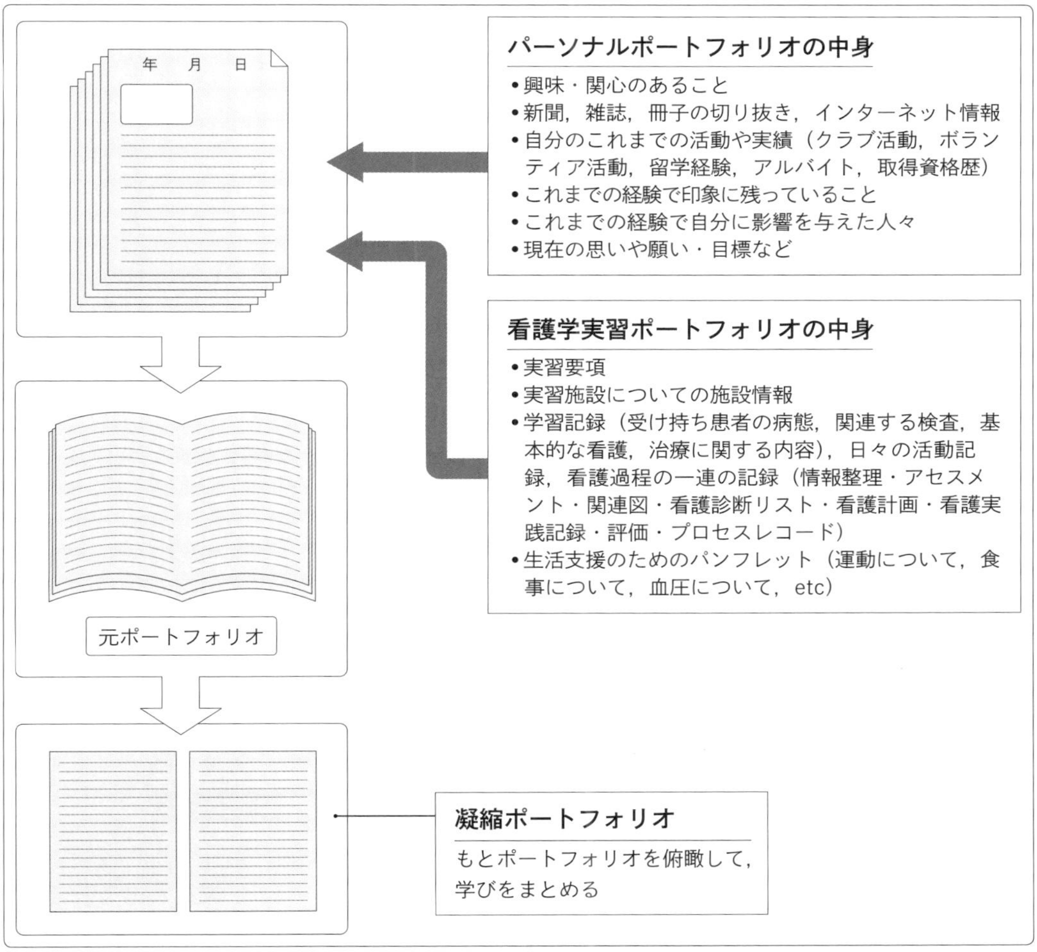

パーソナルポートフォリオの中身
- 興味・関心のあること
- 新聞，雑誌，冊子の切り抜き，インターネット情報
- 自分のこれまでの活動や実績（クラブ活動，ボランティア活動，留学経験，アルバイト，取得資格歴）
- これまでの経験で印象に残っていること
- これまでの経験で自分に影響を与えた人々
- 現在の思いや願い・目標など

看護学実習ポートフォリオの中身
- 実習要項
- 実習施設についての施設情報
- 学習記録（受け持ち患者の病態，関連する検査，基本的な看護，治療に関する内容），日々の活動記録，看護過程の一連の記録（情報整理・アセスメント・関連図・看護診断リスト・看護計画・看護実践記録・評価・プロセスレコード）
- 生活支援のためのパンフレット（運動について，食事について，血圧について，etc）

元ポートフォリオ

凝縮ポートフォリオ
もとポートフォリオを俯瞰して，学びをまとめる

図1　パーソナルポートフォリオおよび看護学実習ポートフォリオ中身

場面を振り返ることで，今後の方向性を掴むことが多々あります。もちろんこのプロセスレコードもポートフォリオの一部になります。

　場面を振り返るときの省察も，これまで述べてきた省察も自己との対話が必要不可欠です。しかし，自分の枠組みで考えるだけでは，なかなか進展しないこともあります。そこで必要なのが他者との対話─学習の上では仲間や教員です。仲間は自分と近い立場にありながらも，やはり異なる視点をもっていて，意見交換することで自分の考えの幅を広げることができます。教員は人生経験も臨床経験もありますし，人間として，専門職としての幅を広げてくれる存在です。大いに学習資源として活用してください。他者との対話は自己理解を進めます。

　皆さんは自分のことをどのくらい知っているのでしょうか。プロセスレコードを用いたり，ポートフォリオを俯瞰したり，グループ討論したりなど，自己理解の機会は様々です。また，日常においても，実に多くの人々と関わり合いながら生活しています。それらの機会を大

切にしながら，思考の訓練を重ねることを期待しています。

　看護学実習終了時には，ポートフォリオの全体を俯瞰して，受け持ち患者の看護実践を通して，自分の学びを自分の言葉で表現しておくことが大切です。A4判用紙1〜2枚程度にしっかりと，書き記すことを試みて凝縮ポートフォリオを作成します。皆さん自身が考える「看護とは」を自己の実践を通して省察することが大切であり，そのことが次の実習へ受け継がれて，皆さんの専門職としての成長につながっていくのだと考えます。

　看護学実習では，皆さんは記録の渦に巻き込まれて自身の感性が閉ざされてしまうことがあります。記録の積み重ねであるポートフォリオをツールとして活用し，教員との対話につなげてほしいと思います。

Column　プロセスレコード

　プロセスレコードとは，ペプロウ（Hidegard E Peplau）によって提唱された，看護の実践場面における，患者―看護師の相互作用の記録のことです。看護師が患者と関わり合いをもっているときの自分の気持ちを自覚するのに役立ちます。

　オーランド（Ida Orlando）は，看護過程論において，看護師が患者の行動について知覚したこと，知覚について感じたこと・考えたことを区別し，その後に起こした言動について記録するように発展させました。そのことによって，専門職としての言動へ導くことを目指しました（Orlando, 1972）。

　ウィーデンバック（Ernestine Wiedenbach）は，再構成は学習のための効果的な手段であると述べています。このような振り返りは，その人自身の動機や行った動作に対する洞察をもたらします。このような洞察によって看護師は後に行う看護に適用することができる，より新しい知識・技術・価値を身につけることができるとしています（Wiedenbach, 1964）。

　これらの理論家の考えを踏まえて，看護学実習では図のようなプロセスレコードを用いることが多いです。実習だけでなく，日常生活においても，人との関わりに悩んだ時などに活用すると良いでしょう。

対象者・家族の言動	私が考えたこと・感じたこと	私の言動	考察
①対象者についての観察を記す	②あなたが対象者について感じたこと，思ったことなどを記す	③あなたが言った事やあなたの態度を記す	対象者とあなたのやりとりを振り返り，気づいたことや考えたこと，今後どのようにしていくべきかを記す
④あなたの言ったことや態度に対する対象者の反応を記す	⑤あなたが感じたこと，思ったことを記す	⑥あなたの反応を記す	

Peplau, HE（1952）／稲田八重子, 他（訳）（1973）：ペプロウ人間関係の看護論, 医学書院.
Orlando, IJ（1972）／池田明子, 野田道子（訳）（1977）：看護過程の教育訓練, 現代社.
Wiedenbach, E（1964）／戸口玉子, 池田明子（訳）（1974）：臨床看護の本質, 現代社.

D ポートフォリオの活用（講義・演習）(図2)

　まずは，科目の目的・目標を押さえておきます。とはいうものの，未知なる内容についての目的や目標はなかなかイメージしにくいものです。毎回の授業の積み重ねが科目の目標に結びついていると考えると，毎回提示される授業目標について，授業終了時に振り返る必要があります。毎回の授業の振り返りのための記録（ミニッツペーパー，アクションペーパー，リフレクションペーパーなどと表現されている）を授業終了時に書きます。内容は①目標に照らして何を学んだか，②なぜそのことを学ぶことが大切なのか，③何がわからなかったのか，などです。この記録を教員に提出し，内容についてアドバイスを受けます。そのアドバイスを元に，再考を繰り返しながら，それらの記録を綴じていきます。15コマの講義であれば，15枚のアクションペーパーが最終的に作成されます。最終的にそれらを俯瞰して，科目の目標に照らして，自分自身の学びを省察します。毎回の授業内容の理解

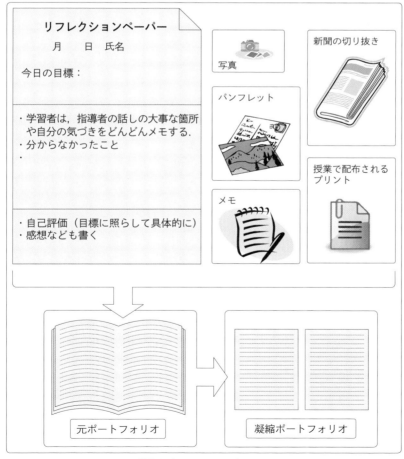

図2　講義や演習におけるポートフォリオ

を深めるためには，自分なりのノートを工夫し，予習や復習をしやすくしておくこともちろん大切です。

　看護教育における技術教育では，演習において多くのトレーニングを行い，教室で学んだ知識に基づいて，技術の修得を目指します。技術演習はおおむね講義，視聴覚でのイメージ，デモンストレーションを経て，各自で実施するという順序でプログラムされています。皆さん同士が実施することに限界がある場合は，シミュレータを用いて実施します。

　看護技術には，「どの技術にも共通する項目」と，その技術ならではの「核となる項目」があります。それらを修得するには，時間内だけでは不可能です。時間外にも皆さん同士で，あれやこれやと試行錯誤しながら自分のモノにしていくのです。しかし，誤った方法をいくら繰り返しても，正確な技術の修得には到達しません。練習時に工夫したこと，感じたこと，成功したときのコツをメモにとり，オフィスアワーで教員に質問をしながら，方法論を学んでいくことになります。これらのプロセスについてもファイルしておき，技術の修得過程を振り返ることで，原理原則をふまえた技術を修得することができます。

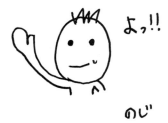

E ポートフォリオの活用（テーマ学習）(図3)

　看護職を目指す皆さんが，自分自身の健康のために自分の現状を見つめ，目標を設定する，「より健康になることを目指すための取り組み」を例に掲げながら考えてみましょう。

1 健康のためのセルフケアに向けた活用

　これは皆さんが自分自身の生活を見つめ，より健康になるためにはどうすればよいのかということを考えることが目的です。身近な家族に適用することも可能です。看護の機能の一つとして，人々の健康の維持・増進というものがあります。まずは，自分自身のことをしっか

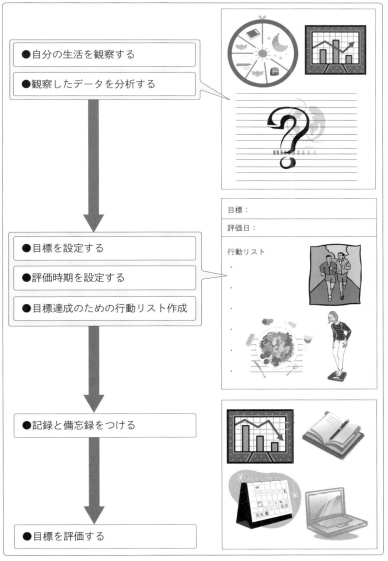

図3　テーマを定めた学習におけるポートフォリオ

> **ヘンダーソン (V.Henderson)**
> アメリカの看護研究者。「看護の基本となるもの」として基本的看護の構成要素として14項目の人の基本的欲求を提唱しました。

> **オレム (D.Orem)**
> アメリカの看護研究者。セルフケア理論，セルフケア不足理論，看護システム理論の三本柱から看護理論を説明しました。

り見つめ，そして他者へと視点を移すことができればと考えます。

1) 自分の生活を観察する

観察の視点は，たとえば，ヘンダーソン (V. Henderson) の14の看護の構成要素や，オレム (D. Orem) の8つの普遍的セルフケア要件を充足するための一般行動を参考にするとよいでしょう。食物摂取の維持の視点では，摂取カロリー，摂取バランス，摂取時間，摂取回数などを見ていきます。1日ずつ記録につけて，特別なイベントのない普段の生活の過ごし方，特に問題を感じていることについて調べます。3日〜1週間分のデータを分析し，自分の食生活の状態を把握します。前もって記録しやすいように自分で表を作っておくとよいでしょう。

2) 観察したデータを分析する

改善の必要がある自分の状態について考えます。食物の摂取の維持の視点では，「全般的に野菜が足りていない」「緑黄色野菜が足りていない」「塩分を摂りすぎている」「摂取カロリーが多すぎる」「BMIが基準を上回っている」など，また，活動と休息の視点では，「1日3000歩しか歩いていない」「高校卒業後，運動量が極端に減った」など，各

表1　ヘンダーソンの14の看護の構成要素

①呼吸を助ける	⑨環境の危険を避けるのを助ける。また感染や暴力など，特定の患者がもたらすかもしれない危険から他の患者を守る
②飲食を助ける	
③排泄を助ける	
④歩行時および坐位，臥位に際して患者が望ましい姿勢を保持する用に援助する。またひとつの体位から他の体位へと身体を動かすのを助ける	⑩他者に医師を伝達し，自分の欲求や気持ちを表現するのを助ける
	⑪自分の信仰を実践する。あるいは自分の善悪の考え方に従って行動するのを助ける
⑤睡眠と休息を助ける	
⑥衣類を選択し，着たり脱いだりするのを助ける	⑫生産的な活動あるいは職業を助ける
⑦体温を正常範囲に保つのを助ける	⑬レクリエーション活動を助ける
⑧身体を清潔に保ち，身だしなみよく，また皮膚を保護する	⑭学習するのを助ける

Henderson, V (1969) ／湯槇ます・小玉香津子（訳）（2006新装版）：看護の基本となるもの，日本看護協会出版会．

表2　オレムの8つの普遍的セルフケア要件

①十分な空気摂取の維持	⑥孤独と社会的相互作用のバランスの維持
②十分な水分摂取の維持	⑦人間の生命，機能，安寧に対する危険の予防
③十分な食物摂取の維持	
④排泄過程と排泄物に関連するケアの提供	⑧人間の潜在能力，既知の能力制限，および正常でありたいという欲求に応じた，社会集団の中での人間の機能と発達の促進
⑤活動と休息のバランスの維持	

Orem, DE (2001) ／小野寺杜紀（訳）（2005）：オレム看護論　看護実践における基本概念第4版，医学書院．

人によって改善すべき点は異なります。各自の生活の全体を概観した後，現実的な目標を設定します。

3) 目標設定をする

目標を設定するのは，それを実現し生活を改善するためですから，現実的である必要があります。そして，自分にとって意味のある目標を立てます。50％ルールを立て，目標は半分で抑えます。たとえば，5kg 痩せたいと思ったら，目標はその半分の 2.5kg にしておきます。そして，たやすく達成できる目標ではなく，少し努力を要する，やや高い目標を設定します。また開放日を設定し，実行できなくてもよい自由な日を週に 2 日は設定しておきましょう。そして，月単位もしくは週単位で達成するステップを描いてみます。これは細かく作っておくと達成しやすいです。また，成功した場合，自分に意味のあるものを与えること，つまり自分へのご褒美として考え，成功しなかった場合のコストとして，絶対ではありませんがペナルティをプログラムに加えてみます。車のワックスがけやトイレ掃除などなんでもよいです。楽しみながら実施することが大切です。

4) 実行のための準備をする

目標達成のための詳細な行動リストを作ります。スタートするためのものと持続するためのものの 2 種類を準備します。スタートするためのものとしては，たとえば，ウォーキングのための万歩計やシューズなどを準備します。持続するためのものには，誰かと一緒に行ったり，励ましてもらったり，報告会をするなどが挙げられます。また，1 人でするかパートナーとするかを，自分自身の特性を考え選択します。協力者がいる場合は共に，いない場合は 1 人で，契約書の書式に従って記入し，サインすることで意思表明をします。

5) 記録と備忘録を付ける

実行の程度を記録し，カレンダーやメモ帳にメモします。複雑になると長続きしませんから，毎日こまめに記録できるように簡単に書ける工夫をしておきましょう。

6) 評価時期の計画

成功度を評価する時期を決め，定期的にプログラムを点検します。プログラム実施によって喜びを得ているか，楽しみを感じているかという主観も大切にし，気分が良いか，恐れがないかなどを指標にします。必要時にはプログラムを変更します。

これら一連の活動記録やプロセスの中で感じたことを振り返り，シートに記載し綴じていきます。失敗を経験するかもしれませんが，失敗しても気にせず繰り返しトライすることを認めましょう。自分自身が自分自身の健康に影響を与えることができるという信念をもってい

50％ルール

目標を立てる際に，思っている目標の 50％で決定するというルールです。たとえば，1 日 1 万歩を歩くと決める際には，5,000 歩を，5 キロ体重を落とそうと思うとまず 2.5 キロという風に設定します。多くの人は，自己契約する際に多くを過度に期待するために失敗しがちです。目標を 50％カットしなければ，失敗した時に，落胆してしまい，立て直すことが困難になってしまいます。目標は見直して，再設定しますので，その都度 50％ルールを意識して行えば，無理なく達成できるという考え方に基づいています (Hill, Smith, 1985)

Hill L, Smith N (1985): Self-Care Nursing, Prentice-Hall, pp463–464.

ることが成功率を高めるでしょう。

　様々な形のポートフォリオを述べてきましたが，プロセスを綴り，省察を繰り返すことが主な目的です。その結果，目標が達成できることでしょう。まずは，形式にとらわれずに，自分なりにこれらを取り入れてみて，学習の成果につなげてみてください。

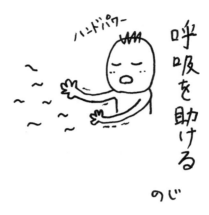

文献
・佐藤学（1997）：学びの身体技法，太郎次郎社．
・鈴木敏恵（2010）：ポートフォリオとプロジェクト学習，医学書院．
・土持ゲーリー法一（2009）：ラーニング・ポートフォリオ　学習改善の秘訣，東信堂．

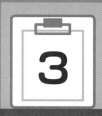

看護の醍醐味 1

第3編　看護キャリア・デザイン

学習日

- A　20　年　月　日 ／ 20　年　月　日 ／ 20　年　月　日 ／ 20　年　月　日
- B　20　年　月　日 ／ 20　年　月　日 ／ 20　年　月　日 ／ 20　年　月　日
- C　20　年　月　日 ／ 20　年　月　日 ／ 20　年　月　日 ／ 20　年　月　日
- D　20　年　月　日 ／ 20　年　月　日 ／ 20　年　月　日 ／ 20　年　月　日
- E　20　年　月　日 ／ 20　年　月　日 ／ 20　年　月　日 ／ 20　年　月　日

> 皆さんは、看護師として育成されるために臨床実習において看護とは何かを学びます。「これが看護なのだ」という手ごたえ、醍醐味はどのようなプロセスで感じることができるのでしょうか。科学的看護実践を支える看護理論と臨床の知について説明します。

A　看護は，art だから面白い

　皆さんは，看護理論ってなに？　看護が art ってなに？　と思われていることでしょう。art とは「創造する臨床の知」のことです。

　看護が看護学という知識体系化した学問として学べるようになったのは，人類の歴史上ではほんの最近のことです。病気の治癒はお祓いや祈祷，方角など伝承的・経験的考え方が主流で，病人の看護は主に身内の家族により行われ，科学的継承の少ない実践分野として長い間位置づけられてきました。看護は学問でなく，文化や経験により伝承された知恵にすぎませんでした。

　初めて「看護であるもの，看護でないもの」を記述したのは，皆さんも知っている近代看護の創始者の フローレンス・ナイチンゲール です。ナイチンゲールは，看護の目標は自然治癒力が働くよう患者を見守り，環境（換気や温かさ，食事，清潔など）を整え，患者を最良の状態に置くことであると記述しています。これらの考え方は今では当たり前ですが，19世紀後半に初めて看護の目標が明らかにされたことが驚きではありませんか。

　しかし，第二次世界大戦終了までは医学の発展とともに，医学モデルの中で治療中心の看護が実践されていたにすぎず，看護理論の発展はありませんでした。

フローレンス・ナイチンゲール（F. Nightingale. 1820–1910）
F. ナイチンゲールの代表作 "Note on Nursing（看護覚え書き）" は，「看護であるもの，看護でないもの」という世界の看護のテキストとなりました。

B 看護モデルと理論の歴史

第二次世界大戦終了後に米国では看護大学が増加し，看護の専門性について議論されるようになり，その結果，米国から多くの看護理論が誕生しました。

ここで看護理論と看護モデルの違いを明確にしておきましょう。イメージとしては以下の図で説明できます。

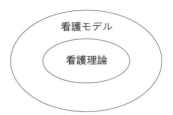

看護モデル：看護役割イメージの表現であり，看護に必要な構成概念を，科学的に根拠づけ，論理的に整理したものです。
看護理論：経験的実態をもとに説明できる論理的に導きだされた看護現状を記述し，予測，説明することを目的とします。

図1　看護モデルと理論の違い

1 1950年代〜1960年代：「患者—看護者関係の人間関係に基づく看護論」の誕生

心理学や社会学の分野の 発達モデル が発展するに伴い，ペプロウ（H. E. Peplau）により，「人間関係の看護論」（1952）が誕生しました。患者—看護者関係を有意義な治療的人間関係の過程に焦点を当てたことで，わが国の精神看護に大きな影響を与えました。

2 1960年代前半：「ニード論」の誕生

人間の看護上のニードを根拠に概念化したものです。ヘンダーソン（Henderson, 1960）は看護の独自の機能と人間が果たさなければならない14の活動を「看護の基本となるもの」としてマズローのニード論に対応させて発表しました。

次に，アブデラ（Abdellah, 1960）は，21の看護問題とそのケアについて「患者中心の看護」を発表し，わが国ではチームナーシングの導入と共に看護分担方式の看護として広く受け入れられました。

3 1960年代前半から中期：「相互作用理論」の誕生

オーランド（Orlando, 1961），ウィーデンバック（Wiedenbach, 1964），トラベルビー（Travelbee, 1966）が，精神衛生学研究から相互作用理論を明らかにしました。

発達モデル
心理学や社会学の分野の発達モデルとは，エリクソンの発達モデル，マズローのニード論，ロジャースのカウンセリング論などです。これらはわが国でも大きな影響を与え，現在でも活用さています。

看護は，常にクライエント―看護者関係を伴っているので，相互作用理論は看護者たちに親しく受け入れられました。

4 1960年後半～1970年代：「システムモデル」の誕生

この時期から，人間の部分でなく全体をみる枠組みに変化しました。人間をある種のシステムとみて，ロイ（C. Roy, 1970）の適応モデルでは，看護により人間の適応を促進することを目指しました。ロイの適応モデルにおいての健康とは，単に病気や障害がないという状態でなく，人間適応システムの目標である生存，成長，生殖，成熟を達成することを言います。

例えば，自宅で療養中のがん末期の音楽家の男性を例にすると，がん性疼痛から持続的な緩和療法を受け，身体ケアは家族や医療者のサポートを受けていますが，夫，父親，作曲家として，家族を楽しませ勇気づけ，音楽家として社会的貢献も継続できています。彼の死は真近かであったとしても健康な人間として生活しています。この例からも，健康とは適応の状態を反映するものであると言えます。現在，看護過程や看護診断は，ロイ看護適応モデルが使用され，看護科学上も看護実践上からも極めて有効なモデルとなっています。

また，オレム（D. E. Orem, 1974）のセルフケアモデルも，ロイ看護適応モデルと同様に看護診断のアセスメント領域となっています。

看護過程は以下の5つのプロセスからなり，たえず循環して看護のプロセスを継続させていく過程です。

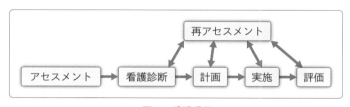

図2　看護過程

5 現在：中範囲理論への関心の移行

看護師が直ちに看護実践ができるように大理論から導き出された患者理解のための中範囲理論に関心がもたれるようになりました。危機理論，ストレスコーピング理論，役割理論などです。次項で例を挙げていきましょう。

> **危機理論**
> 多くの理論がありますが，Finkの危機理論は，「個人のもっている通常の対処する力が，状況に応ずるのに不十分である出来事」とみなし，そして危機への適応のプロセスをモデル化し，連続する4つの段階――衝撃・防御的退行・承認・適応――としました。

> **ストレスコーピング理論**
> ラザウスは，様々なストレッサーとその認識，コーピングについて理論的枠組みを提供しました。

> **役割理論**
> 人間にとって，役割は，人間的成長に大きな影響を及ぼす。役割に関する概念には，「役割遂行」「役割取得」「役割期待」「役割葛藤」「役割逸脱」があります。

C 看護理論を利用したケース

1 A氏のケース

40歳の男性，早期の胃がんと診断され，胃部分切除後の1日目です。A氏の状況は，ロイ看護適応モデルでの看護診断は，全身麻酔による「気道クリアランスの低下」，胃部分切除に関連した「急性疼痛」，術後経過・予後に関連した「不安」，社会的役割の中断による「役割葛藤」が上がられました。そして，それらに対応するためのケア計画立案と看護の実践が始まります。A氏の術後ストレス状態を理解するために，危機理論やストレス理論を知っていると，A氏への理解が深まるとともに根拠のある看護が展開できます。

また，「気道クリアランスの低下」状態は，タイムリーな吸引や喀痰排出のための適切な体位ドレナージにより改善し，「急性疼痛」は，薬物だけでなく看護師の適切な観察や体位変換，マッサージ，温罨法，コミュニケーションなどでも改善します。看護師の適切で無駄のない技術と臨床の知として磨かれた観察能力とコミュニケーション能力はart といえます。

2 B氏のケース

65歳の女性，2型糖尿病のため薬物治療を4年前から受けていました，内服を忘れることもあり，食事療法も適切でなかったため，血糖コントロール目的で入院しました。ロイ看護適応モデルでの看護診断は，糖尿病に関する知識不足に関連する「非効果的治療計画管理」でした。B氏の看護実践にはセルフケア理論やベナー（P. Benner. 1984）のケアリング理論を使用することで，B氏の看護実践は次のように展開できました。

内服を忘れることや食事コントロールが適切でないことを否定せずに，まずはB氏の気持ちを傾聴し，患者・看護師間の信頼関係を作り，B氏が自身でできる気持ちになることを支援しました。その結果，B氏の意識や行動が変化しました。また，バンデューラー（A. Bandura）はセルフエフィカシー（自己効力感）を示していますが，看護支援に

ベナー
ベナーは「ベナー看護論 達人ナースの卓越性とパワー」のなかで，看護に中心であるケアリングには，6つのパワーがある。それは，変貌させるパワー，統合的パワー，代弁的パワー，治癒的パワー，参画的/肯定的パワー，問題解決パワー，があると記述しています。

セルフエフィカシー
自己効力感とは，その結果を生じるのに必要な行動をうまく行うことができるという確信のことを言います。セルフエフィカシーを高めるには，自らの成功体験，自分と境遇が使い人が成功していること，医療者などから肯定的評価を得ること，それをやったら体の調子がよくなったという経験をすることだと言われています。

よりB氏のセルフエフィカシーが高まったことで、効果的治療計画管理ができるようになりました。患者さんとの信頼関係の作り方、自分はうまくできるという効力感を生みだすケアは、日々患者さんの生活に関わり、丁寧に関わることができる看護師だからこそ可能となるケアです。これは、看護の創造的活動であり、まさしくartといえます。

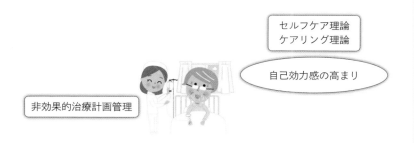

3 C氏のケース

40歳の女性です。数回の不妊治療後の妊娠であり現在、妊娠19週です。出生前診断で胎児の異常が指摘され、切迫早産兆候もあり入院しました。胎動も感じられ、胎児への愛着も促進してきていますが、このまま妊娠を継続するかどうか葛藤しています。

C氏は、ようやく授かった赤ちゃんをかわいいという感情は強くなってきていますが、高齢での初めての育児において障害のある子どもを養育できるのかが大きな不安なのです。看護診断では、子どもの異常と切迫早産による妊娠継続に関する「不安」と今の時期であれば妊娠を中断できることから「意思決定上の葛藤」状態にありました。

C氏への看護実践は、家族発達理論と母親役割理論による障害がある子どもの養育を家族でどう支えられるかを夫婦で話し合えるよう、医療者からの情報提供と感情の共感、不安への対処方法や母親役割取得過程を支えるケアにより、C氏自身が最良の意思決定ができることを支えることです。C氏自身の価値観を医療者が共有し、選択するための情報をC氏自身も共有することで、多様な選択肢から最良の選択ができる共有意思決定支援は、看護師の大きな役割である多職種をつなげるコーディネート役を発揮できるartとなります。

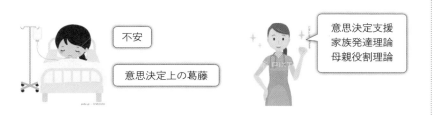

出生前診断
生まれる前に、赤ちゃんの病気や奇形の有無を、母親の血液検査、超音波検査、羊水検査などで、診断する方法です。
わが国では妊娠21週6日までは、経済的理由による人工妊娠中絶が認められています。

共有意思決定支援
O'Connor（2006）らにより、オタワ個人意思決定ガイド（Otawa Personal Decision Guide）の5段階が開発されました。
現在、価値感の多様化、様々な治療が開発されたことによる選択肢に迷う困難な決断には、意思決定プロセスの共有化（Shared Decision Making）による決定援助の方法が示されています。

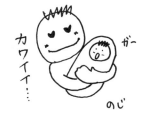

4 看護はartである

　看護師はなんらかの看護理論を意識的にも無意識的にも利用し，現反応状態から患者の変化（達成状況）を予想し，ケア計画を立ててチームで実践していきます。そのケア効果は，患者の目標達成状態から証明されます。

　論理的で無駄がなく美しい熟練した技はart＝臨床の知，そのものだから面白く，やりがいのあるものになるのだと考えています。

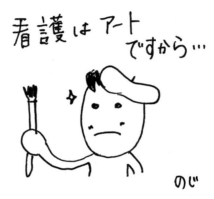

D 「わたしの看護」を拡大できる看護管理

1 入院患者さんの生活の場である病棟管理

　皆さんは不思議に思いませんか。医師は診療科ごとに医局という組織に属し，入院患者さんのもとにそれぞれの医師が治療に向かいます。看護師は看護師長を頂点とする各病棟に所属し，診療科に関係なく，各病棟で集団生活をしつつ治療を受ける入院患者さんの24時間継続した療養上の世話と診療の介助，病状管理機能や多職種のコーディネート，家族との調整を行います。要するに，病棟という生活の場所で，患者さんは一人の人間として生活しているのであり，それを整え，回復への治癒力を促進することは看護職の大きな役割です。それら一人ひとりの患者さんの入院生活に責任がある病棟看護師長の役割は大きく，師長の看護に対する考え方一つで，患者さんの生活の場の環境が変わり，治療者である医師たちの思考や行動も変えることができ，看護職の働き甲斐や将来の見据え方も変革することができます。

2 看護責任者としての看護師長の役割とやりがい

　筆者は，大学病院で看護管理者として様々な病棟の師長を15年経験しました。師長経験が浅かった時期は，率先してケアに入り，頼りにされることが当たり前と考えていたのですが，徐々に，それでは何の問題解決にもならず，看護の質を上げることにはつながらないことに気が付きました。そのため，患者―看護師関係を見守り，患者の変化をとらえ，その要因を探ることを繰り返し，治療と看護の質を検討していきました。その結果，看護師が意図的に患者の側にいる時間を確保すると，患者のニーズや課題を早期に捉えられ，退院支援につながり，インシデント・アクシデントも減少しました。看護師の専門性である療養上の世話に専念できるよう，看護師でなくても実施可能な診療介助は他職種に移譲し，看護師でないと実施不可能な看護に専念できることで，看護職一人一人のクリニカルラダーの向上も可視化でき，看護職のやりがいにつながりました。

　「わたしが実現したい看護」への取り組みは，「わたしがその病棟の管理全てを任せられている看護師長」だからこと容易にできたことです。しかし師長単独では不可能なこともリーダー格の看護師数名と共に力を合わせることで，「わたしのしたい看護」がスタッフの力により拡大していく醍醐味を体験することができました。

クリニカルラダー
ラダーとは梯子を意味し，すべての看護師に共通する看護実践能力の指標となるものです。
2016年，日本看護協会は「看護師のクリニカルラダー」を公表しました。

3 実習先の看護師長に聴いてみよう

　皆さんも実習先の看護師長さんにぜひ，看護管理で最も大事にしていることを聴いてみてください。そして，その師長さんの意思が，どのような看護実践に現れているか，よく観察してください。きっと各病棟で師長が創造する個性に興味がわくと思います。

　また，みなさんも臨床経験を有意義に積んで，部署の管理責任者である看護師長として，自分の看護を拡大できる醍醐味をぜひ経験してみましょう。

Column　開業権のある助産師の活動

　助産師は医療法による助産所を開業し，助産および妊婦，じょく婦もしくは新生児の保健指導を業とすることができます。助産所において自身の潜在能力を発揮して主体的な出産を目指そうとする女性は，正常な妊娠・分娩過程を逸脱させないよう妊娠前から自己の健康管理に注意しようとします。開業助産師はそのような女性とパートナーシップを組み，次世代養育・健康支援のため，地域母子保健の中心的役割を果たしていきます。

　横浜市の山本詩子助産師さんは，横浜市立大学医学部付属病院においてハイリスク妊産婦を含む基本的助産業務を十数年経験後，1994年に山本助産院を開設しました。開業からまもなく，開業助産師間はもちろん病院勤務助産師とも協働できるための「横浜助産師ネットワーク」を創り，行政とも積極的につながって，助産師活動の範囲を拡大していきました。日本助産師会役員としての活動では，助産所のお産での母子の安全と快適さを保証するために，助産所業務ガイドライン（現「助産業務ガイドライン」）の作成に携わり，2017年からは，日本助産師会会長に就任されました。

　山本助産師さんは，「女性が助産師という専門職から温かく見守られ，女性としての人間性を大切にされた経験は，必ず子育てに反映する」という信念のもと，すべての女性に助産師のケアを提供していきたいと，助産所院長としての助産実践・助産管理をしつつ，日本助産師会会長として全国を飛び回り，さらに天使大学大学院教授としても，助産高度実践教育，研究のすべての分野で助産師職モデルとしての活動を日々全力投球されています。

　現在のわが国の周産期医療の課題は，高齢やハイリスク妊産婦の増加から異常分娩も増え，出産だけでなく子どもの養育にも困難さをかかえる母親が増加しています。山本助産師さんはじめ多くの開業助産師は，さらに産前・産後ケアの充実，24時間電話相談を通じたきめ細かな支援を通じて，いつでも相談可能な子育て支援拠点となることを望んで活動しています。

E 大学を卒業してからも学び続ける意味

1 卒後の自身をイメージできていますか？

皆さんは大学を卒業し，看護師，助産師，保健師の国家資格を得た後，まずは病院等の臨床や市町村，なかには企業や教育施設に就職し，それぞれ専門職としての経験を3〜5年は積んでいきます。同時に，臨床指導者として後輩や学生指導や，チームリーダーとして看護業務の改善や工夫，多職種との協働，看護研究をとおして看護の質の向上に貢献することが期待されています。また，仕事だけでなく，人生の重要なパートナーと親密な関係を築いての恋愛や結婚，子を産み養育して家庭を築くことも，発達課題での重要な課題です。国は，子育てと仕事の両立を支援しています。男女共にとれる育児休業制度や子の看護休暇など，女性が子育てしつつも仕事継続ができる制度は，今後，ますます促進されます。

> **仕事と家庭の両立支援制度**
> 1985年の男女雇用機会均等法から始まり，1999年男女共同参画社会基本法，2010年改正労働基準法，改正育児・介護休業法，2011年には改正次世代育成支援対策推進法が制定されました。

2 看護職のキャリアアップを支援する社会

一方，大学や実践の場で培ったことを基盤に，さらに高度な学識と実践能力を修得することを目的とした看護系大学院設立数は，190教育課程となりました（2017年4月現在の日本看護系大学協議会会員校の大学院数）。修士課程（博士前期課程）では，研究的能力の育成や高度実践看護師としての専門看護師（CNS：Certified Nurse Specialist）と特定分野の医療行為を担うナースプラクティショナー（NP：Nurse Practitioner）の2種類の教育課程がありますが，助産師や保健師，臨床心理士の資格取得ができる課程もあります。さらに博士課程（博士後期課程）では，自律した看護学研究者となり，高度な専門業務に従事するための課程です。現在，看護職の約20％が大学院に進学していると報告されていますが，みなさんも大学在学中から，母校や勤務地において修士課程や博士課程への進学を，ぜひ視野にいれておいてください。

わが国では，高齢者と慢性疾患の増加という疾病構造の変化から在宅移行という医療提供体制の転換が求められており，個人の価値観も多様化するなかで，看護職は，高度看護実践サービスの提供者として時代に合わせた幅広い役割がますます期待されています。大学で学んだ知識だけで対応することは困難です。看護系大学院数も増えたこともあり，自身のワーク・ライフ・バランスに合わせて，大学院で学び直すことも容易になってきました。

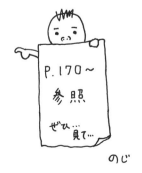

3 専門職としてパワーアップするということ

　筆者も，二十数年の臨床経験後に看護系大学教員として就労しつつ，修士課程，博士課程で学びました。仕事の両立は簡単ではありませんでしたが，大学院での看護職の仲間との時間を忘れての話し合いや，新しい知見の発見は，日常の仕事へのパワーともなりました。また，専門的知識を社会に発表するために専門看護学会会員となり，論文の執筆や理事会メンバーとなり学術集会の企画，書籍の執筆など新しい仕事にチャレンジする楽しみも経験できました。ぜひ，皆さんも，看護実践能力をさらに磨きあげるために，大学院への進学することを将来の計画の一つとしてキャリアアップを目指してください。

文献
・黒田裕子：よくわかる中範囲理論, 学研メディカル秀潤社, p.25-296, 2010.
・松木光子, 小笠原知枝, 久米弥寿子：看護理論　理論と実践のリンケージ, p.7-13, ヌーベルヒロカワ, 2007.

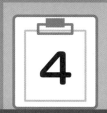

看護の醍醐味2

第3編　看護キャリア・デザイン

学習日

A　20　年　月　日　　20　年　月　日　　20　年　月　日　　20　年　月　日

B　20　年　月　日　　20　年　月　日　　20　年　月　日　　20　年　月　日

C　20　年　月　日　　20　年　月　日　　20　年　月　日　　20　年　月　日

筆者の臨床経験から看護の魅力，看護の価値，看護への思いをお伝えしたいと思います。実践家になるまでの過程で失敗や成功を繰り返しながら一喜一憂し，知識がすぐには使えない，突然の状態悪化に右往左往，治療の限界，命の儚さ，あらゆるジレンマを感じ考え，生きるとは，命とは何か，自問自答する時期が必ずや訪れると思います。そんな未来の自分に対して参考にして頂けたら幸いです。

A　拡がる看護活動の場〜看護革命を胸に

　哲学者鷲田小彌太（1995）は，著書「現代知識論の作法」組織の理論の項に，"革命理論なくして，革命実践はない。革命組織なくして，革命は成就しない"と記述しています。これはマルクス主義者，正確には，レーニン主義者の不文律であると解説しています。政治や哲学を議論するつもりはありませんが，実践的で理論的な革命家は少なく稀であることを最初に述べておきたいと思います。

　私は，看護を取り巻く様々な問題は，実践を通して解決されなければならないことを肝に命じておいてほしいと考えています。そしてその実践はその対象者に対してであり，その対象者のみに向けられるものでなければならないのです。

　みなさんは，この書物から知識・理論を学んでいます。では，その学びは何の為にあるのでしょうか。「国家試験の為」「自分の為」「単位取得の為」ですか。もう少し視点を未来へと向けてみませんか。将来，出会う患者さんの為に学んでいると考えられませんか？

1　学ぶとは何か

　現代由来辞典によれば，学ぶの語源は真似るであるとされています。まねるが，まなぶへと変化したようです。まねるには，まねぶ，真に似せるから「まね」や「まなぶ」が生まれ，「まなぶ」という語が生じたのかもしれません。「誠に習う」の意味から「まなぶ」が生まれ，名

詞形「まね」と，その動詞形「まねぶ」の語が生まれたとも考えられています。少なくとも，学び取る，技を盗みとる，受身的ではない能動的なまなぶの姿勢が必要なのでしょう。

　誰にも教えてもらえない中で，技や知識を習得する「真似力」は，生きていく中で必要です。一方で，真似てもらう側には，技を伝授する相手に「感動」を与える技量が必要です。単に押し付けや義務や強制では学びにはなりません。キリストや仏教において，人々に道理や考えることの素晴らしさを伝えて，感動の嵐を興したことで，布教活動が広がりました。まさしく，学びの前提には，「感動」が存在するのです。教育者は初学者に対して学ぶ感動を伝授することで，学習者は能動的に学んでいくのではないでしょうか。教えない教育とも言うべきでしょうか。私自身も肝に銘じておきます。

　私は新人時代，憧れる先輩の姿を真似したものです。記録の書き方からケアの方法や立ち姿まで，何故か・・とエビデンスを問う前に，同じように真似ていたように思います。そして，一つひとつ患者さんに確認しながら，痛みが生じていないか，安楽かなど，動作は遅くても確実にスキルを身につけるために必要な時期を過ごすことが出来たことが大切な時間であったと振り返っています。

　技術の習得を評価するのは，チェックリストや指導者ではなく，<u>安楽になった表情や発せられる言葉から技術を見直し</u>，反省を繰り返し，繰り返し身に付けた結果が評価されるのだと思います。時には失敗し，迷惑を掛けたことで落ち込み，職業の選択を誤っていたのではないかと思うこともあります。しかし，それまで出会った患者の思いを胸に，少しずつ一人前の看護師へと成長していくのではないでしょうか。

2　働く意味は

　働くとはどのような意味があるのでしょうか。生活のため，美味しいものを食べるため，ローンを返済するためと答える人もいるかもしれません。「働く」は<u>手段</u>ではありません。

　「働く」の語源は，傍を楽にさせること，すなわち，「はた・らく」とあり，働くの意味するところだそうです。すなわち，自分の仕事が終わればそれでいいのではなく，次の方が仕事をし易いように整理して準備しておくことも傍を楽にすることになります。自分の為に働くことと，他者の為に働くことは随分違いがあります。自分の為に働く場合は，自分の欲求が満たされると労働意欲は激減しますが，他者の為に働く場合は，他者の楽になった喜びや労いが次の労働意欲へと繋がり，継続されたモチベーションへと発展していきます。菩提達磨（ボダイダルマ：ダルマ大使）は，成功や利益だけを追求すると，それを手にした時は自

分を見失うと説いています。無功徳(むくどく)の趣で働きたいものです。

　家族の為に働くことは，大きなモチベーションに繋がるのかもしれませんが，「家族」を「人類」に置き換えたら，そこにはまた違う素晴らしさがあると思いませんか。人生とは，未来そして次の世代のために働くことなのではないでしょうか。

　人生100歳時代（2017年9月現在100歳以上は6万7千人），健康寿命の延伸により，セカンドキャリア・パラレルキャリア・プロフェッショナルボランティアとして生涯楽しく働く時代がやってきました。やりたいこと，挑戦してみたいこと，本気で夢を追いかける時代です。さて，あなたはどう生きますか？

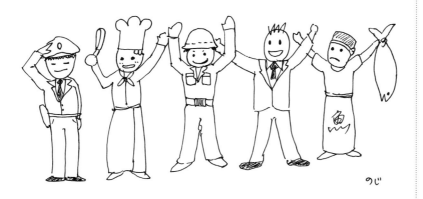

文献
・鷲田小彌太（1995）：現代知識論の作法，青弓社，p 99.

B 看護と起業〜相手の関心事に目を向けよ

　戦後，統計を取り始めて以降，看護師数は減ることなく右上がりで増加しています。しかし少子高齢時代になった現在，このまま継続した増加はあり得ないことは誰もが予測しています。看護師が働く場所は大半が病院や施設です。一部，学校や行政・地域や企業や海外で働く方もいますが，起業家する看護師はごく僅かです。では，看護師が自ら起業するとき，そこにはどのような意味があるのか，何が求められているのかについて考えてみたいと思います。

1 実習での出来事

　20年ほど前，ある実習先での出来事です。私は教員として整形外科病棟に学生を引率し，看護過程の展開を指導していました。

　当時の実習期間は4週間。受け持ち患者は80代女性で一人暮らし，階段から滑り落ちて大腿骨頸部骨折，1週間後に手術予定でした。当時はベッドをフレームで囲い，鋼線牽引を伴うベッド上安静を必要とする期間を経て，手術を行うのが通常でした。

　教員にとっては，術前術後の看護が経験できるベストな実習期間と考えていました。学生は「手術による不安に関連した不眠」と看護診断名を掲げました。間違いではありません。受傷後2日目から受け持ちとなり，清拭や排泄の介助を実施しながら不眠への対応もケアに入れていました。受け持ち3日目，学生の関わりや患者の様子観察のために訪れた時のことです。5年前にご主人を亡くしておられ，子どもたちも他県で生活，住み慣れた町で世話にならず暮らしたいという希望で生活を送っていました。

　「おひとりで寂しいですね」と切り出したところ，「お盆や正月には孫を連れて帰省してくれるし，時々電話もしてくれるからそれほどでもない。ただ，寂しさもないと言えば嘘になるので3年ほど前から犬を飼っています」と。さらに「動けなかったところを近所の方に助けられて，突然の入院でした」と。…あれ？ ペットの情報は無かった。犬の名前は忘れましたが，仮にポチとしておきましょう。「そのポチは，今はご自宅にいるのでしょうかね」と尋ねたら，急に顔色が暗くなり，うつむき加減で「どうしているか心配で…，近所の方が世話をしてくれているのかもわかりませんが…」と。

　看護師長（当時婦長）から地域の民生委員に連絡，夕方には保健所からポチ確保の情報が入り，患者に伝えました。安心された表情にホッと胸をなでおろしたのですが，新たな問題が生じました。当初の学生の看護診断に基づいた不眠への対応は必要ではなくなり，その夜か

らぐっすりと入眠され，眠剤も不要となりました。

　患者には「手術に対する心配はありませんか」と尋ねてみると「私には何も出来ることはないから，先生（医師）にお任せするしかありません。全く心配していません。入院中は，看護師さんや学生さんがよくしてもらっているので，何も不便ではありません」「ポチを残して入院したことがとても気がかりだったのですが，そんなことは，忙しくされている先生や看護師さんに相談すら出来ませんでした」と。患者の一番の関心事は，放置してきたペットの安否であり，これから自分が受ける手術ではなかったのです。それぞれに関心事は違いますが，コミュニケーションで大切なのは，スキルではなく，根幹に相手がどのようなことに関心を寄せているかをその思いを知ることではないでしょうか。

　マネジメントで著名なピーター・ドラッカーの言葉に"相手の関心事に耳を傾けよ"とあります。

　看護はその人の人生の最後の時に立ち会うことができる数少ない職業です。そして，命を看取る，その人の人生を思い巡らし，自分の人生とも重ねながら生きることの意味を見出し，それぞれの人生の関心事に目をむける職業です。

2　働きやすい環境を提供したい

　私は訪問看護ステーションを経営しており，相手の関心事に興味を持ち，世間の関心事は何か，出来ることは何かと日々考えています。看護師不足と言われながら，実は潜在看護師（働いていない看護師）は75万人（2016年推計）とも言われています。働くことが出来ない理由は，子育て，介護，バーンアウト等と様々です。潜在看護師の1割が仕事に復帰できれば，看護師不足は大きく改善できる可能性があるのではないか，働きやすい環境と働き方を変えたいと，法人化を考えました。運営する訪問看護ステーションは，時間を自由に調整しながら働ける環境を提供したいと考え，フレックスタイム制を導入して，子育て中や介護中の看護師が働ける職場をめざしています。社会貢献とは何か，看護師が社会に対しどう役割を果たせばよいか，これからの私たちに問われているのではないでしょうか。

ピーター・ファーディナンド・ドラッカー（Peter Ferdinand Drucker, 1909–2005）。
ユダヤ系オーストリア人。経営学者。「マネジメント」という言葉を世界に広め，別名「経営学の父　マネジメントの父」と呼ばれました。50年以上前に描かれた書物であっても今なお，多くの経営者の愛読書になっています。彼の言葉はシンプルでありながらも，経営の神髄や哲学，生き方が分かりやすく述べられています。学生時代に手にすると人生が変わるかもしれません。

C 変わらないもの〜機能と役割―不易の看護

不易とは、いつまでも変わらないこと、またそのさまを意味します。時代が過ぎテクノロジーが発展しても、変わらない看護があります。

1 看護の本質とは

ナイチンゲールの時代から今もなお看護として息づいている患者とのふれあいは、手と目が患者に寄り添い、ぬくもりと労り、手を通して触れ合い、感じ合う気持ちが看護にあります。AI（人工知能）やロボット技術で置き換えることは出来ません。

ヴァージニア・ヘンダーソンは、病人であれ健康人であれ各人が、健康、あるいは健康の回復（あるいは平和な死）に資するような行動をするのを援助すること。その人が必要なだけの体力と意思力と知識をもっていれば、これらの行動は他者の援助を得なくても可能であろう。各人ができるだけ早く自立できるように助けることも看護の機能であると示しています。

患者を看る手には、機器には成し遂げられないスーパー高感度センサーが備わっています。自立できるように援助する手、人生最後を迎える時に差し伸ばす手と包み込むような手、命が芽生えこの世に生を宿し誕生する瞬間の手には、命を預かる責任の手になるのです。看護には時代が変わってもすべての人の生活の中に寄り添い、生活を守る役割があります。そして、患者に励ましと希望と勇気を与えられるのも看護の役割です。反対に患者さんから元気を頂くことも沢山あります。人は承認されることで、次のステップへと気持ち動き、行動へと変化していきます。患者自身の生き方や価値観が認められることで、治療の選択肢の幅も広くなるのではないでしょうか。

ナラティブ・ベイスト・メディスンとは、ナラティブに基づいた医療を意味します。患者と共に治療方法を考え、対話を通じて良い人間関係性を作り、互いに納得の行く治療を行うことを目指す医療です。一方で、治療を選択しないことも、医療の想定内です。アドバンスケアプランニングは、これからの選択肢の一つになると思います。

アドバンスケアプランニングのポイントは以下です。

> ①一人ひとりの将来の目標を立てるために、自分の気がかりや価値観について、元気なうちから家族や医療者に伝えて相談する。
> ②ACPは内容を自分一人で決めて、書面に記しておくというのではなく、周囲の人と話し合って決める「プロセス

ナラティブ・ベイスト・メディスン（NBM：Narrative Based Medicine）
物語と対話に基づく医療。NBMでは、医療者側にとって欲しい情報を入手するために質問するのではなく、患者本人から病気になった理由や経緯、症状や病気についてどのように考えているかなどを語ってもらい、患者自身が抱えている問題を全人的に把握します。ナラティブは「物語」、全人的は「身体面だけでなく、精神や心理状態、社会的立場などを含むあらゆる要素から」という意味。

> （手順）」。
> ③時間の経過や周囲の状況によって，決めた内容が変化する可能性も高いので，繰り返して話し合うことや，内容を変更することを認めている。

　私たちのケアには，施しながらも見守り，見守りながらもサポートし，サポートしながらも少し背中を押してあげるアシスト的機能があると私は考えています。看護の醍醐味は，患者の生活の中に存在します。決して，机上や論文に記載されているものではありません。みなさんのこれからの看護人生そのものが醍醐味へと繋がるのです。そして，プロとしての責任をとりながらも対象者ひとり一人のニーズに答えようと努力する関わりの中で信頼されることではないでしょうか。また，患者の為に必要なことを創造することも看護の醍醐味であります。

　愛と感性を看護の核（コア）として持ち続けていれば，看護は永遠に人々を勇気づけ，励まし，希望を生んでいくと思います。見返りを求めずに，ただひたすら喜びと安らぎを提供するためにあらゆる手段と知恵を与えながら見守り続けるのが専門家の醍醐味ではないでしょうか。

2 キュアからケアへそして革新なるコアへ

　高齢者人口が増す中で，支える人口（若者）が減り医療の在り方も変わらざるを得ない時がきています。待つ医療から出迎える医療へ，医師会のHPには，開業医にとって在宅医療は義務だと述べられています。

　一人の医師で支える医療から，協力し合いながら医業を行うスタイルへ変化するのです（餅田，2018）。今までは診察室で治療を受けることを医療だと考えられていましたが，これからは医師が患者の自宅で治療する時代になるのはないでしょうか。治療（キュア）を受ける時代からその人の生活を支える看護（ケア）へ，そして，その人の人生（命）に向きあう医療・看護の核（コア）へと価値を見出す時なのです。

　経営戦略においての 3C は，大切なキーワードです。世界に類のない高齢国を絶好の機会（チャンス）として捉え，少子高齢社会に向かって挑戦（チャレンジ）する。生き続ける為には，ダーウィンが唱えた種の保存と同じように，変化（チェンジ）した種が生き残り，決して強いものが支配するのではないことを改めて確認する時だと思います。まさにケアの時代の到来です（餅田，2018）。

　醍醐味とは何か，辞書で調べてみましょう。想定する範囲で考えるだけでなく，想定しないことが生じることも醍醐味なのかもしれません。

アドバンスケアプランニング（ACP）
将来の意思決定能力低下に備えて，治療方針・療養についての気がかりや，自分が大切にしてきた価値観を，患者・家族と医療者が共有し，ケアを計画する包括的なプロセスのこと。

3C
・チャンス（chance）
・チャレンジ（challenge）
・チェンジ（change）

醍醐味
「1. 仏語。仏陀の，最上で真実の教え。2. 物事の本当のおもしろさ，深い味わい」（辞書）。大辞林（第七版）の解説では「1.（仏）醍醐のような最上の教え。2. 醍醐のような味。すなわち美味をほめていう語。3. ほんとうの面白さ，深い味わい，神髄」とあります。

醍醐街道は，本学から近い伏見・山科逢坂関を経て，滋賀県大津市に通じる道です。一度歩いてみてください。

3 事業を興す選択,そして継続

事業を興すと想定しない出来事が起こり,先々の不安もあります。しかし,何もせずして後悔するより,与えられたチャンスにチャレンジする選択もあると思います。事を成すことよりも,事業自体を継続させ,存続させることの方が難しいと言われています。何かをすることは,実は単純でもあり純粋でもありますが,いったん物事が動き出した後は,その動きを止めずに維持する力こそが経営でもあります。

1つの事業には,それに纏わる多くの人間が存在しています。ドラッカー(2008)は,"企業とは顧客の創造である"とし,顧客の創造には,マーケティングとイノベーションが必要であると述べています。

マーケティングとは,顧客のニーズや価値を知ることであり,そのニーズを満たすための事業が展開されることが大切なのです。

看護の顧客は誰か,もちろん患者であることは明白であっても顧客の創造になりません。顧客の創造とは,非顧客は誰かと問うことです。一時的に成果をあげた実例があります。

では,イノベーションとは何か,ドラッカー曰く"社会に富を与えるもの",すなわち顧客のニーズを求めるだけではなく,まだ顧客が気づいていない潜在化している社会ニーズを生み出すことであると述べているのです。看護にも看護の価値の創造が我々に求められているのではないでしょうか。では,看護にとって非顧客とは誰でしょう。

著者は,看護師の働き方にイノベーションが必要だと考えています。顧客は,消費者(外部顧客)ではなく従業員(内部顧客)です。労働者にとって働きやすい環境は職務満足(従業員満足)につながり,顧客満足へと連鎖します。経営者にとって非顧客は潜在看護師です。働くものが満足を得ずして真の顧客満足にはなりません。まず自分が健康でないのに他者の健康や生活を守ることはできません(日本看護協会,2018)。従業員にとって制約されるものは解除し,最低限のコストで最大のやり甲斐を見出すための仕組み作りを目指しています。

4 働き方が変わる,変える時

短時間正社員制,フレックスタイム制,週休3日制など今は多様な働き方(ワークスタイル)があります。

皆さんはどのような働き方を求めますか。仕事中心でも家庭中心でもなく,ワーク・ライフ・バランス(WLB)を保ちながら,自分の生活やリズムに合わせて仕事が出来るとしたらどうでしょう。自己責任と自己判断でケアの必要性を考えることは,主体的に自立した仕事が可能になり,やり甲斐と自信は日々高くなるのではないでしょうか。

だれかに言われて行うより,自らが進んで実践したい看護を実行す

実例
遊技業界(俗;パチンコ業界)にとって非顧客は誰か。来店の少ない女性客です。韓国映画で話題になった「冬のソナタ」をパチンコ台にプログラムしたことで,そのドラマの回想シーンが表現されイケメン俳優が出る仕掛けに主婦層の来店動機となったのです。その年の売上場は遊技業界全体で1兆円を超えたそうです。

潜在化している社会ニーズ
例えば,スティーブ・ジョブズが30年前から開発していた将来的な端末機器(タブレットタイプ)などは,当時はすぐに何かの役に立つとは想像できなかったのですが,使用している間に新たな価値が生じたことによって,今日の顧客の創造へとつながってきました。

る姿こそがプロフェッショナルかもしれません（ジョブズの言葉）。自分の仕事にプライドを持つことは大切であり，責任を取ることが自信とやり甲斐につながるのだと思います（ドラッカーの言葉）。

　看護は，プロフェッショナルとしての責任をとりながら，対象者ひとり一人のニーズに答えようと努力する関わりの中で信頼されていくという，醍醐味のある職業ではないでしょうか。

　最後に論語の一言を添えておきたいと思います。「己の知らるなきを患えず，知らるべきをなさんことを求めよ」これは，自分が認めてもらえないことを思い悩むより，認められるだけの仕事をしようと努力することと孔子は言っているのだと思います。努力して得た知識や技術は，誰も奪うことはできないということなのかもしれません（あれっ？どこかのCMで鬼ちゃんも似たようなこと言ってましたね）（笑）。

スティーブ・ジョブズの言葉（桑原, 2018）
自分のほしいものを作れ，自分のやりたいことをやれと，その言葉通りに実践して，iMacを世界に大ヒットさせました。これはすべての人ができることではありませんが，ジョブズのような考え方は必要かと思います。

ピーター・ドラッカーの言葉（2005）
"看護師は知識技術労働者であるナレッジテクノロジストとして存在しており，ナレッジテクノロジストとは他者から指示されることを拒み，自ら判断し責任をとること好む"と述べています。

論語
孔子「春秋時代の中国の思想家，哲学者（BC 551～479）」の没後，門人たちの記憶したものや，記録していた師の言葉を主とし，門人や政治家たちとの問答などを加えて編纂されたものです。論語はその後，儒教の経典として祭り上げられてきたため，道徳教科書としても知られています。

文献

- 稲盛和夫(2007): 人は何のために生きるのか, PHP研究所.
- 桑原晃弥(2018): 図解 スティーブ・ジョブズ 神の仕事術 不可能を可能にする40の成功法則, PHP文庫.
- 現代由来辞典: http://gogen-allguide.com/ma/manabu.html
- 日本看護協会ホームページ: https://www.nurse.or.jp/nursing/shuroanzen/safety/index.html
（2018年4月20日検索）
- 濱口桂一郎(2014): 若者と労働, 中公新書ラクレ.
- ヴァージニア・ヘンダーソン, 湯槇ます, 小玉香津子訳(1961/2016): 看護の基本となるもの, 日本看護協会出版会.
- 村山孚(1996):「論語」一日一言, PHP文庫.
- 餅田敬司(2018): ナーシングビジネス, 三文字随想, メディカ出版, 12巻4号.

次世代の看護職の役割をさぐる―IT から AI を活用しそして，デバイス時代へ

　この先 10 年で医療は大きく変わる予感がします。IT（Information Technology）は，過去 10 年で目まぐるしい発展を遂げました。今や 2 歳児が iPad を手にして，簡単に使いこなすことが出来るくらい，だれもがその場で便利に活用しています。情報の技術革新時代が到来したのです。さらにこの先の 10 年は，AI（artificial intelligence）人工知能の時代と言われています。まだまだ先だと思っておられると，取り残されてしまいますよ。以下に医療現場で活用されるものやその可能性の高い事例を挙げたいと思います。

1. AI の活用

　一つ目は，医療診断レベルの向上です。人工知能ワトソンは，医療分野だけでなく，政治や経済からスポーツ，娯楽に至るまでのありとあらゆる情報を詰め込み，今までとは考えられないようなアイデアや治療法を見出しています。確実な診断と治療が現実の提案になりつつあるのです。ご興味ある方は，「医療×AI」で検索してみてください。沢山の情報でみちあふれています。もしかすると触診は人間の医師が行い最終診断は AI 医師が導きだす時代がくるかもしれません。しかし，AI を過信しすぎは肝に銘じておきたいです。AI はデーターを分析する能力は高いが創造することは苦手です。例えば，雪が溶けたら，AI の答えは「水」や「H_2O」ですが，春になるとは答えるのは非常に難しいと言われています。ロボットに感性が宿るのはまだ先の様に思います。感性は，入力したり，接続する回路を作ることでは生まれないのではないでしょうか。しかしながら，AI が人の意思を読みとる技術が始まっています。それが，二つ目の患者の治療用，あるいは，介護・看護用ロボットの発展です。

　筑波大学の山海教授が開発したサイボーグ型ロボット HAL®（ハル）医療用下肢タイプ（サイバーダイン株式会社）は，脊髄損傷や神経・筋難病などで歩行困難な患者の下肢に装着し，微弱な生

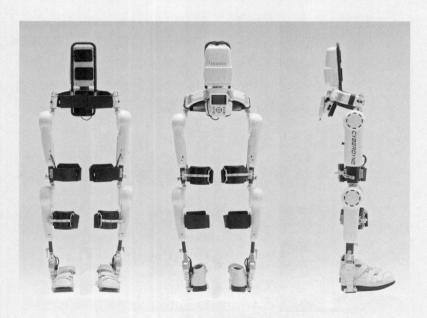

（正面／背面／側面）
図 1　HAL® 医療用下肢タイプ
（Prof. Sankai, University of Tsukuba／CYBERDYNE Inc.）

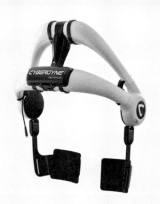 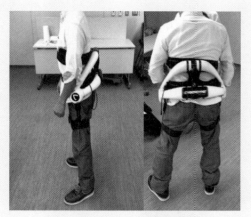

図2　HAL® 腰タイプ介護支援用
　　（Prof. Sankai, University of Tsukuba / CYBERDYNE Inc）

図3　HAL® 腰タイプ介護支援用
　　（著者の実装着時）

詳しく知りたい方は，以下のCYBERDYNE株式会社（サイバーダイン株式会社）のHPにアクセスしてください。https://www.cyberdyne.jp

体電位信号に基づき運動を繰り返すことで，歩行機能を改善するロボットです（**図1**）。身体障害のある方への希望のロボットになっています。介護現場では，腰痛予防のために腰に装着するHAL®腰タイプ介護支援用が利用されています（**図2**）。私も体験しましたが，力を入れようとすると，まさにロボットが意思に従ってアシストしてくれました（**図3**）。将来コルセットタイプぐらいの薄さになり，装着が簡単になれば魔法のスーツが誕生する予感がします。

　白衣の代わりに装着型のロボットを着る時代も夢ではないように感じました。そしてさらに，高齢の「おひとりさま」には，人の感情を読み取る癒し系ロボットが活躍しようとしています。その名もメンタルコミットロボットです。悲しい顔をしていたら，どうしたの？　と察知してくるロボットが登場し，共存する時代も夢ではないようです。

2. ビッグデータの活用

　これからは，益々ビッグデーターを活用する時代に入ります。入院する前から地域サービス情報で手続きして，退院したあとのケアシステムを活用する地域連携システムが出来上がってくると思います。内閣府が掲げているSociety 5.0「科学技術イノベーションが拓く新たな社会」には，人間中心の新たなる社会が示されています。わかりやすくイラスト掲載されていますのでご覧ください。(http://www8.cao.go.jp/cstp/society5_0/index.html)

　政府は，PHR（Personal Health Record，パーソナルヘルスレコードシステム）を構築し，個人の健康管理を入院前から保管管理することで，治療やケアに生かそうとしています。健康増進に向けたサービスを官民あげて，世界各国でビッグデーターを医療に活用し始めています。東京オリンピックが開催される頃には，PHR＝個人の健康カルテとしての一部が利用されるかもしれません。その先駆けとして，平成29年度厚生労働省は，遠隔医療としてオンライン診療を許可しています（**表1**）。患者は通院することなく，携帯カメラで双方に確認しあいながら数回に1度程度の対面診察を可能にしています。状態が変わらなければ，自宅や職場から診察を受けることになります。その数は今後ますます増えていくでしょう。

表1　遠隔医療システムの導入状況

		平成17年	平成26年
遠隔画像診断	病院	672	1,335
	診療所	1,061	1,798
遠隔病理診断	病院	142	226
	診療所	277	808
遠隔在宅医療	病院	遠隔療養支援(80)	18
	診療所	遠隔療養支援(885)	544

（信州大学医学部地域医療学講座遠隔医療調査班日本遠隔医療学会資料と厚生労働省平成26年度医療施設調査より作成）

3. 次世代の看護職のみなさんへ

　看護の基本となるものは，どの時代になっても不変です。しかし，これからの時代は，量から質へ，質からさらに透明化と説明責任が求められ，そして，いろいろなデバイスが出はじめています。デバイスとは，機器と人間を繋ぐものです。携帯電話（今やスマホですね）が代表にあげられます。電話や携帯，さらに赤電話や黒電話，ダイヤルを回すなどどれも若者には？？が付いてしまいそうです。AIもデバイスの1つです。ウェアラブル端末が身近になり，究極はコンタクトレンズや皮膚内蔵の電子タグなどに代わっていくかもしれません。生まれたときから取り違えを無くすためにもすぐに埋め込まれるかもしれませんね。さて，そんな時代を想像に終わらずに現実化すると考えた方が妥当なようです。車の自動化から空飛ぶ車まで未来の技術革新は確実に進んでいます。前述したようなPHRにおけるデーター化や人工知能ワトソンによる補助診断など人間の英知を超えるものが保存されているのです。そして，暫くは，それを取り出すデバイス能力の差が生じてくるでしょう。

4. 最後に

　管理学（Management Science）が基礎教育にも定着してきました。目の前の患者にケアを実践できる技術と同様に，将来を見通す力も重要になってきました。最近，看護は自立しなければならないと言われていますが，インドの独立の父として知られるマハトマ・ガンディーは，経済的自立なくして真の自立なしと名言を残しています。イギリスの植民地時代から脱出するためにも支配や権力からの独立ではなく，経済的自立と物質優位思想からの解放を訴えました。看護が自立するということは，看護が社会に貢献しうる存在として価値づけられていることと，そのうえで経済的な自立できる仕組みを確立することです。もちろん，経済的自立とは，他者を支配するための自立ではありません。奉仕や博愛の精神を中心におきながらも，自らの犠牲の上に成り立たせているようでは真の自立とは言えないではないでしょうか。これから看護を目指すみなさんと共に学び続けながら多様な働き方を考えていきたいと思います。そして，そのキーワードは，ITAI（愛たい）。ふざけているのではありません。IT時代からAIの時代へ，愛に出逢い，その愛を変換できるデバイスを手にする時代になるのではないでしょうか。

看護の未来を創る

　看護大学に入学し，力ある看護職に成長するために，どのように学び何を学ぶか，スタディ・スキルを学んできました。大学で学ぶことの意義，すなわち学士としての力が期待されることは，創造的思考力をもっていることであります。

　創るすなわち「創造」と言っても，新しい学説や理論を生み出す学者を目指すことだけを言っているのではありません。看護に直接生かされる技術やものの考え方，利用者に提供される制度の在り方などに，創造力が生かされていくのです。大学で看護学を学んだ看護職には，この責任があります。

　社会が期待する皆さんの創造する力を伸ばすために，大学はカリキュラムや教授方法を種々研究して皆さんを鼓舞してきました。卒業後の皆さんには，未来の看護を創ることが期待されています。この期待に応える看護職に成長することを望みます。看護の未来は皆さんの力にかかっているのです。

A 創造することの必要性

　今，看護は大きく変わろうとしています。永い看護教育の歴史は，主として施設内看護を中心として教育されてきました。しかし現在は在宅看護の必要性も大きくなってきています。在宅看護に従事されている看護職は，施設内看護の経験を通して，在宅看護を創っています。

　医療の在り方を変革し，現在のニーズに応えうる医療の構築を図るためには，生活している人々の立場から人々の求める医療を追求していかなければなりません。在宅看護システムで有名なコペンハーゲンのこの制度を提案したのは，退院できる患者は誰か，その患者は退院後どの様な看護が必要かのデータを集めた病院の看護師であったと聞きます。

　従来の我が国の医療は，治療技術の高度化を目標に，医療施設・医療機器に多くの投資が成されてきました。人を介して行うケアには概して目が向けられてこなかったきらいがあります。

　しかし高齢者や障害をもって生活する人々の増加に伴い，従来の医療の在り方では人々の生活の質の向上は保証できなくなり，質の高い看護の技術が要求されるようになりました。

　社会・対象が変わっても看護の普遍的本質を忘れず，社会・対象の要請に応えうる専門職としての知識・技術を創り出せる力が必要なのです。

B 創造力を磨く

　学問・技術の変換が，社会の変化に応じて必要なことが問われているのは，看護学に限ったことではありません。知識の進展は，旧来のパラダイムの転換を伴うことが多く，幅広い知識と柔軟な思考力に基づく判断が一層重要となると言われます。20世紀の専門化の一途をたどった結果，広い視野に及ぶ問題の解決に適用できなくなったと言う経験から，新しい学術体系の提案が成されるようになった分野も誕生してきました。

　看護学を学ぶ学士課程は，創造的に開発しながら行う看護実践を学ぶ課程であることは，すでに皆さんは承知していることです。看護実践は対象となる人々のニーズに応えていかなければならないことは言うまでもありません。このニーズはきわめて多様です。全てこれまで慣例的に行われてきた方法では対処できないことが多くあります。

　創造的に開発する能力を育てるための教育を，大学はいろいろな方法・場面を用いて行っています。その大切な場面の一つは体験学習です。看護は，人間を介して技術を提供し，人々のニーズに応えていきます。従って，体験を通して対象と人間関係を形成しながら，目的を達成する方法の原則を学ばなければなりません。

　教室で学んだ技術が，体験学習の場では有効に働かないことも経験します。その対象には適用しない技術の発見です。適用できないものは勇気を持って破壊し，新しい方法を創り出すことです。これは技術のみにとどまらず，医療制度・看護教育・看護研究にも広げていかなければなりません。

　看護者は，感性を磨くことが必要です。看護は受け手との信頼関係を基に，受け手の苦痛によりそって実践されるものであるからです。感動ある体験から感性が磨かれていきます。感動できる人格をあらゆる場面で育成できる努力をしましょう。その人格が，看護の未来を創造できる力，「人によりそう看護」を実践できる力をもつことのできる第一歩なのです。

卒業を目前にした自分を象徴する写真を下の枠内に貼ってみよう。

写真の解説を下の枠に書いてみよう。

卒業を目前にした自分の描く数年後のキャリアを，様々なライフイベントも含めながら下の枠に書いてみよう。

1年後の自分	
3年後の自分	
5年後の自分	
10年後の自分	

看護学生のための よくわかる大学での学び方

2014年 4 月15日　第 1 版第 1 刷
2017年 3 月20日　第 1 版第 4 刷
2018年12月10日　第 2 版第 1 刷 ⓒ
2020年 5 月20日　第 2 版第 2 刷

監修　　前原澄子　MAEHARA, Sumiko
　　　　遠藤俊子　ENDO, Toshiko
編集　　梶谷佳子　KAJITANI, Yoshiko
　　　　河原宣子　KAWAHARA, Noriko
　　　　堀　妙子　HORI, Taeko
発行者　宇山閑文
発行所　株式会社金芳堂
　　　　〒606-8425 京都市左京区鹿ケ谷西寺ノ前町 34 番地
　　　　振替　01030-1-15605
　　　　電話　075-751-1111(代)
　　　　https://www.kinpodo-pub.co.jp/
印刷・製本　亜細亜印刷株式会社

落丁・乱丁本は直接小社へお送りください．お取替え致します．

Printed in Japan
ISBN978-4-7653-1768-9

JCOPY ＜(社)出版者著作権管理機構 委託出版物＞

本書の無断複写は著作権法上での例外を除き禁じられています．複写される場合は，そのつど事前に，(社)出版者著作権管理機構(電話 03-5244-5088，FAX 03-5244-5089，e-mail: info@jcopy.or.jp)の許諾を得てください．

●本書のコピー，スキャン，デジタル化等の無断複製は著作権法上での例外を除き禁じられています．本書を代行業者等の第三者に依頼してスキャンやデジタル化することは，たとえ個人や家庭内の利用でも著作権法違反です．